儿童生长『看得见』

学生生长评价可视化研究与应用

徐莹莹◎主编

新华出版社

图书在版编目（CIP）数据

儿童生长"看得见"：学生生长评价可视化研究与
应用 / 徐莹莹主编.
—北京：新华出版社，2022.8
ISBN 978-7-5166-6371-4

Ⅰ.①儿… Ⅱ.①徐… Ⅲ.①儿童—生长发育—评价
Ⅳ.①R179

中国版本图书馆CIP数据核字（2022）第141840号

儿童生长"看得见"：学生生长评价可视化研究与应用

主　　编：徐莹莹

责任编辑：蒋小云　　　　　　　　封面设计：中尚图

出版发行：新华出版社
地　　址：北京石景山区京原路8号　　邮　　编：100040
网　　址：http://www.xinhuapub.com
经　　销：新华书店
　　　　　新华出版社天猫旗舰店、京东旗舰店及各大网店
购书热线：010-63077122　　　　中国新闻书店购书热线：010-63072012

照　　排：中尚图
印　　刷：天津中印联印务有限公司

成品尺寸：240mm×170mm，1/16
印　　张：14　　　　　　　　　　字　　数：166千字
版　　次：2022年8月第一版　　　印　　次：2022年8月第一次印刷
书　　号：ISBN 978-7-5166-6371-4
定　　价：59.00元

编委会名单

主　　编：徐莹莹

副主编：陈永畅

编　　委：曾女英　周瑞元　周惠佳　赖允珏　范晓雯

目　录

上篇：破茧

创建"生长"评价体系

　　生长，遵循孩童本色，顺应自然规律，呈现进阶样态；生长，应给予如诗如画之童年，不谙课业之重负，不乏"胡思"，更要有"乱想"之机缘；生长，摒弃急功近利之糟粕，汲取立德树人之精华。杜威强调："生长是生活的特点，所以教育就是生长。"显然，生活是儿童生长的土壤，"教育即生活"，生活就是发展，没有教育即不能生活，学校教育要与孩童生活密切联系。同时，生长没有发生在生命历程中就失去意义，生长是生命的基本过程，"生命教育既关乎人的生存与生活，也关乎人的成长与发展，更关乎人的本性与价值"。让生长的历程直观可见，让历程的进阶有据可依，海城人的"生长"评价体系便应运而生、破茧而出。

第一章 文化与技术的融合

学校文化是一个多层次、多维度的复杂组合体，包含了物质文化、制度文化、精神文化、教师文化、课程文化等，但最为核心的要数集价值观念、办学思想和教育理念于一体的精神文化，它是一所学校发展的内核动力，我们需要通过一系列的制度、活动、符号等具体化和体系化，从而在教师与学生心中形成共同追求的愿景。

海城人以杜威生长教育哲学思想为纲领，引入了"现代学习科学理论＋云端技术物联思想"，通过"生长课程＋应用技术"激发师生和学校发展，提出了用"教育可见"促进"精彩生长"。在探寻文化与技术深度融合的契合点中，不断优化和修正现代化学校的发展路径。

第一节 理论视角：科学理念引领学校发展

学校文化的建构要基于理论视角，才能真正实现科学发展。它不仅需要通过理论和思想的追根溯源与梳理提炼，更要在实践中不断积淀和检验的过程中逐步形成。

海城小学的生长文化有杜威的生长教育哲学思想的支撑，有现代学习科学理念的引领，是为有根更有源。因此在如此的顶层设计理念下不断的生根发芽，在运行中渐渐完善整个生长文化教育体系。

一、学校文化的两个基因：生长 + 可见

（一）生长

杜威提出："教育即生长，生长就是目的，在生长之外别无目的。"生长是儿童在外界环境作用下从出生到发育成熟的连续过程，"是一个不断改组、不断改造和不断转化的过程"。这个朴素的教育本质观强调教育是一个循序渐进的生长过程，体现了连续性和生长经历，经验在个体身上的反映就是习惯，而每次经历都会修改这些习惯，从而注重教育者引导儿童利用诸多环境要素促成其发展，养成好的习惯。生长需要外力的作用，更是发自内心的主动成长。生长强调以下五个方面：

其一，强调规律性，生长具有尊重教育的发展规律、尊重儿童身心发展规律之意，反映了由浅入深、从少到多的进阶式发展历程。

其二，强调主动性，生长具有"未成熟"之意，不仅包括对他人的依赖性（被动），更重要的是儿童自身宝贵的可塑性，具有主动性。

其三，强调生活性，这种可塑性，不仅源于儿童个体的心理、能力、兴趣，更重要的是与社会、生活的需要和发展有着千丝万缕的关联，某种意义上，就是通过这个生长过程，获得能使个人适应环境的种种习惯。

其四，强调连续性，儿童的生长是连续的，在其身上表现为各种习惯，尤其是"执行的技能、明确的兴趣以及特定的观察和思维的对象"，将促成一个人的发展，使人具有生长性，是教育的根本所在；基于此，学校将在课程与活动的开发上体现"序列中有系列"，"系列中有序列"的生长连续性，如语文课程中的层层递进，一年四季的生长节等。

其五，强调过程性，避免教育的功利性，教育并不是让每个儿童的成长体现在分数上、竞赛获奖上，更要注重儿童在受教育过程中的过程性发展。"人人精彩生长"强调师生共同的、主动的、自觉的正向发展。人应该如何发展？东方的道法自然与西方的顺应自然规律便是很好的诠释。教育就是要回归本质、尊重自然，因此让每个人都犹如世界万物自然精彩生长便是教育真谛。

（二）可见

可见，字面意思为看得见，被他人明确。其延伸意为将要做的、正在进行的、或之后的事实或结果可以被以不同形式、不同程度地呈现出来，被人所明确。

现代学习科学理论指出，"可见"对教育的影响是深刻的，当影响儿童生长的教育因素可见，教育便有章可循，评价有据可依，生长有迹可循。通往卓越教育的路径两个方面：一是对教师而言，教师需要有指导性和影响力，并且能够以关爱、积极和充满热忱的态度参与教与学的过程；教师需要知道他们班级中每一位学生所思所知，并能为学生提供有意义的、适当的反馈；教师和学生需要知道学习目的和成功标准，知道学生对这些标准实现得如何了，以及知道下一步去哪里；教师必须从单一观念转变为多元观念，并联系和扩展这些观念，使学习者建构、在建构知识和观念。二是对学校领导者而言，需要在学校、办公室和班级创造这样的环境：错误是受欢迎的，因为它是学习的机会；抛弃不正确的知识和理解是受鼓励的；教师可安心进行学习、再学习，可以探索知识和理解。

学校的发展也如是，如果我们的办学理念、办学目标、办学方向、办学路径可见，就意味着有了明确的目标，"我们要到哪里去"便迎刃而解，这就是我们办学的初衷；其次，"我们如何到那里去"，尊重教育的发展规律、学生的已有经验、学生自身的发展需求，充分发掘学生的主动性与潜能，通过"生长课程＋应用技术"这些"可见"的媒介撬动师生思维，这便是我们通往那里的明确办法；再者，"我们下一步到哪里"，打造"民主·开放·共享"的海城，"可见"的校园文化和以项目课程开发为引擎的学习型教师团队，在管理、教学、校园文化中突出学习科学理念，让教师的教、学生的学、学校的发展都精彩且可见，逐步形成"可见"的学校管理和教学形态。具体而言，主要包括以下两大方面：

第一，教学可见，儿童生长。教学是学校发展的重中之重，是学校发展内涵的重要路径，因此，一是要让教师看得见学生的学，教师始终知道自己的作用，知晓影响学生学习的重要因素，成为教育教学中的学习者；二是要让学生看得见教师的教，明确学习目标、学习内容、学习方法、学习结果反馈等，学生逐渐成为自己的教师。教师的教与学生的学相互可见，学生终身的学习习惯和素养便能得到长足的发展。

第二，管理可见，教师生长。组织者与被组织者关系平等，相互可见。组织者为他们搭建指向组织目标的学习发展平台，提供有效的支持资源；对实施中策略和行为的改进提供有效的反馈信息。被组织者积极支持组织目标的达成，把它们转化为具体的措施去落实；对组织者的思路给出建设性的意见或建议；借助生长评价平台向组织者展示自己做了什么、对学校的贡献有多少。营造"可见"的教师文化，让每位教师都能向团队展示自己的优势，获得组织的支持，得到更好的自主发展。

二、生长教育体系核心文化的构建

学校文化的建构是一种校本建构过程，我们聚焦儿童立场，关注生命的探索，基于生源特征、学校定位、区域优势、领导者的教育理解与风格等进行文化的梳理与建构，在实践中提炼出独特的文化体系。

办学理念：人人精彩生长。人人，包括教师和学生，以及与学校教育密切关联的家长、社区人士等教育合伙人，也只有当教育的合伙人都真正实现了生命价值，并不断完善自我的生长过程，这才是美好的教育，这才是教育的真谛所在。

教育理念：教育可见，精彩生长。"可见"对教育的影响是深刻的，当影响儿童生长的教育因素可见，教育便有章可循，评价有据可依，生长有迹可循，因此有理有据，生长才能精彩纷呈。

培养目标：培养会智慧生长的现代公民。现代人应学会利用工具和技术去可持续地工作，健康地生活，适应社会发展，尊重并理解世界文化和中华传统文化，既能认识自己，又能与他人、自然和谐共处。儿童应具有中华底蕴、国际视野、独立见解、合作意识、健康体魄、孝亲爱朋、责任担当。学校将遵循儿童的生长规律，开发具有生长特色的课程和文化，培养善于技术、乐于思考、勤于探究的智慧生长现代人。

校训：海纳所需，精彩生长。出自晋·袁宏《三国名臣序赞》："形器不存，方寸海纳。"李周翰注："方寸之心，如海之纳百川，言其包含广也。"校训意指学校发展应有大海般的深度和广度，容纳万物，善用资源，从而支持、帮助学生的生长、教师的生长、学校的生长，甚至家长的生长、社区的生长等。

校风：乐·善·敏。乐，意为快乐，喜欢，自觉；善，意为善良，善于；敏，意为灵活，敏于（在……方面敏捷），引申为在某一方面有优势。学校将培养健康、快乐、积极向上的特立个体，乐于且主动地去承担任务，为自己和他人的生长付出自己的努力，也善于利用工具、课程等资源相互促进、达到在某一方面具有优势的团队。

学风：乐学、善思、敏行。乐学意为寓乐于学，乐学统一，相得益彰，引申为目标明确、内驱力大、兴趣浓厚，具有一定的学习实践和生活审美的能力。善思意为善于利用工具等手段去发现问题、提出问题、解决问题，具有一定的解疑思创能力。敏行意为敏于勉力修身，自我约束力强，有责任担当，有家国情怀。

教风：乐教、善道、敏行。乐教意为教学得法，寓教于乐，理念先进，爱生亲友，在教学中有获得感；善道意为教师人品端正，能宽容理解他人或现实，善用方法去教导、引导学生，在专业技术上有所获得，甚至有显著的成就；敏行意为敏于教导、引导，善于变通，勇于实践，能借助工具开发课程资源和教学资源。

学校标志：LOGO 主体采用海城小学的首个字母拼音 H 和 C 变形而来。

字母 H 的造型，不仅体现学校的地域性（位处前海大湾区），更是学校校花大叶紫薇的花瓣，也可喻为"双手"，诠释学校的办学理念"人人精彩生长"，即为呵护孩童的健康生长。

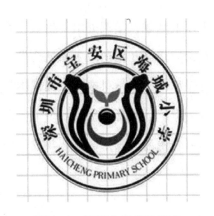

图1-1 海城小学学校标志

字母 C 的造型，呈环抱状，中心穿插圆形和一株幼苗，圆形代表大地，也表示学校的向心力和团结协作的精神，一株刚破土而出的绿色幼苗则体现了校长对学生生长的培育与呵护，同时，中心的 C 与圆形呈眼状，隐喻学校"可见"的教育理念。

这几个方面形成了办学使命和核心价值观，彼此相互关联，构成一个有机整体，呈现学校教育的理想状态，共同凝聚成了学校的精神文化体系。

理念是一种价值判断，更是一种价值引领，理念更意味着方向和力量，同样也是学校文化建构和创造的基础。有如此的科学理论作为学校发展的纲领性、指引性的依据，是办学的最高智慧，更是学校可持续发展的源源动力所在。

第二节　实践视角：明晰路径完善体系构想

面向教育现代化，我们该如何整合有限资源高品质办学？如何在理念更新、机制建设以及路径探索上做出努力？如何能凝聚人心、开发人力、培育人才？基于以上问题，学校提出了生长教育理念，凸显教育应回归人本身，强调教育应培养儿童适应未来社会发展所需要的必备品质和关键能力。在教育过程中，从学科本位和知识本位转向生活本位、生命本位以及生长本位，以"培养智慧生长的现代公民"为目标，重视学习与实践的联系，学习与生活的联系，学习与教育内涵的联系，让人人精彩生长。

一、遵循教育规律，创设"生长"特色价值体系

任何一种价值取向，如果没有进步的文化和思想，是不可能走在时代前列，成果也无法生长。当前，学校发展面临诸多挑战：学习方式的变革、课程改革的深入、人工智能的融入、个性化需求的转变……作为新创建的学校，主动迎接挑战，立足学校本情、思索未来发展，创设具有"生长"特色的价值体系，力争成为一所以科研为引领的智慧生长型区域性示范学校。

（一）明确"生长"的价值趋向

1. 对"生长"内涵的诠释。杜威认为："教育即生长，生长就是目的，在生长之外别无目的。"生长是儿童在外界环境作用下从出生到发育成熟的连续过程，"是一个不断改组、不断改造和不断转化的过程"。这个朴素的教育本质观强调教育是一个循序渐进地生长过程，注重教育者引导儿童利用诸多环境要素促成其发展。杜威也强调："生长是生活的特点，所以教育就是生长。"显然，生活是儿童生长的土壤，"教育即生活"，学校教育要与儿童生活密切联系。教育一旦与生活脱离联系，学生就如同缺失土壤的树木，无法扎根生长。同时，生长是生命的基本过程，"生

命教育既关乎人的生存与生活，也关乎人的成长与发展，更关乎人的本性与价值"。顾明远教授指出："教育的本质就是生命教育。"通过生命教育，改变教育理念，变革教学方法，完成人的幸福生活，精彩生长和价值达成。因此，生活是生长的场域，生命是生长的载体，生长是生命、生活的本位能力与关键特征。

2. 对"生长"路径的界定。聚焦"生长"就意味着关注人的生命本身和生活状态。生长的过程是阶段性的却又是连续性的，前一阶段的生长为后一阶段的生长做准备，也会在过程中累积性体现。"长"作为动词，具有发展、成长之意，可以说是儿童的自然特点：身体和心理都在长。"生长是自然的过程，有着既定的节奏和规律。"儿童的生长具有阶段性，其发展是循序渐进的，从现代学习科学理论来说，这样的生长是具有进阶性的。学校教育要尊重儿童身心发展规律，既不能催化生长，又或抑制其生长，按照发展阶段性特征，提供适时、恰当的指导与帮助，让他们真正成长、成才、成人。生长的内容是多维度的，儿童的发展包含德、智、体、美、劳等多方面，教育目的是生长，但却不局限各维度发展的结果，而指向生长过程本身。教育是聚焦"生长"的哲学，表现出学校对"生长"价值体系的深度认知，是知行合一、思行合一、在学校这个场域中最真实、最生动、最具创造性的体现。

3. 对"生长"特征的阐释。"生长"具有五个特征：规律性、主动性、生活性、连续性、过程性。即遵循教育和儿童身心发展的规律，关注儿童本身宝贵的可塑性，强调儿童生长状态的多样性和差异性，并让儿童经历由浅入深、由易到难、由具体到抽象的进阶式发展历程。同时也表达了两层含义：一是坚持儿童立场，即从儿童立场出发去认识儿童、发展儿童、引领儿童，教师在儿童学习过程中提供合适的"脚手架"，给予社会化的互动交流与外化表达的机会，以促进深度学习的发生。二是联系真实生活，教育即生活、教育即生长，只有在生活中儿童才是真实存在的，才能展示自我并促进生长。儿童经验是学习的基础，只有给学生提供恰当的、具体的和生动的生活经验素材，才能架起联结新知识与旧知识的桥梁，以帮助学生基于已有认知结构，主动内化新知，建构新的知识体系。一个理念的背后是一种价值，是一种教育哲学的基石。

（二）形成"生长"的支撑架构

我们以"人人精彩生长"的办学理念为核心，引入了"现代学习科学理论＋云端技术物联思想"，提出了用"教育可见"促进"精彩生长"，并以"生长德、生长学、生长体、生长能、生长情"五大生长因子塑造儿童的生长，培养会智慧生长的现代人，从而使得"教育教学可见，促进儿童生长""管理可见，促进教师生长"，办成一所现代化、共享式、科研型的区域性示范学校。

1. 统整项目，形成管理支撑。《中国教育现代化2035》提出推进教育治理方式变革，加快形成现代化的教育管理与监测体系，推进管理精准化和决策科学化，将优质管理转化为共同治理。海城小学以效能提升为导向，尽可能让专业的人做专业的事，把事务性、程序化工作打包在一个中心，成立了校务与资源服务中心（负责学校建设、校务协调、招生、教务、后勤等）；把创新性、内涵式工作分配给二个中心，课程与师资发展中心（负责课程建设、教育科研、师资培训、教学质量监测等）、安全与学生发展中心（负责师生安全、德育、少先队、家校协调、学生活动开发等）；还将技术工具开发型学科整合作为支援中心，隶属于创新发展的部门。提出了"管理可见，教师生长"，即让项目组织者提供平台给被组织者，让其展示自己的思想和能力；同时，组织者要用适合的方法让被组织者明确目标、路径和效果，在适当的时候提供"脚手架"。通过改进学校运行机制和统整管理项目，从而提高教育教学工作的效能，寻找管理支撑的最佳点位。

2. 巧用可见理念，厘清理论支撑。现代学习科学理论指出，"可见"对教育的影响是深刻的，当影响儿童生长的教育因素可见，教育便有章可循，评价有据可依，生长有迹可循。通往卓越教育的路径有两个方面：一是对教师而言，教师要全身心参与教与学的过程，要知道他们班级中每一位学生所思所知，要知道学习目的和成功标准并知道学生对这些标准实现得如何了，要从单一观念转变为多元观念，并联系和扩展这些观念，使学习者建构、在建构知识和观念；二是对学校领导者而言，要正确对待错误，营造安心进行学习、再学习，可以探索知识和理解得教育教学环节。

因此学校的发展也如是，如果办学理念、办学目标、办学方向、办学路径可见，就意味着有了明确的目标，"我们要到哪里去"便迎刃而解；其次，"我们如何到那里去"，尊重教育的发展规律、学生的已有经验和能力、学生适合的发展需求，充分发掘学生的主动性与潜能，通过"生长课程＋应用技术"这些"可见"的媒介撬动师生思维，这便是通往那里的明确办法；再者，"我们下一步到哪里"，打造民主、开放、共享的海城，"可见"的校园文化以及以项目活动、课程开发为引擎的学习型教师团队，在管理、教育教学、校园建设中彰显融入学习科学理念的"生长"文化，让教师的教、学生的学、学校的发展都精彩而可见，逐步形成"可见"的学校管理和教学样态。

3. 培养高阶思维，达成思维支撑。成长性思维是相对于预设性思维提出的，它要求在师生互动的教学过程中，教师通过对学生的需要和学生感兴趣的事物及时做出判断，不断调整教学活动，以促进学生更加有效地学习，教学过程是一个师生共同学习、共同建构的过程。成长性思维的教学过程更加重视对学生发现问题、分析问题、解决问题能力的培养，学困生拥有更多展示自我的机会，通过教师引导，他们发现自身存在的知识盲点以及能力方面的欠缺，并及时改善，体会到所学知识的价值，从而提高学习兴趣。因此学校在培养师生生长性思维方面，通过以儿童认识世界的广度和认知能力为半径，不断在深度、广度上扩展，在难度上提升，研发纵向序列和横向系列发展的具有"生长"特色的课程群来提升师生的思维品质；并通过合作交流的小组文化建设，发现问题、分析问题、解决问题的现实场景营造，学科融合的项目化学习方式创造等脚手架来培养学生生长性思维，真正将学生的生长性思维培养落地实处。

二、创建特色教育模式，激发自主共生的教育力量

学校的生长是管理的生长，是制度的创新，是课程的构建，是课堂的实践，是快乐童年的精彩绽放。学校把科学的教育价值观变成看得见的组织系统、摸得着的教育获得感，逐渐让身处其中又深受其益的师生发自内心地认同生长的理念。

（一）创设"生长"文化下的教育举措

任何教学改革都不能脱离"立德树人"四个字。面向生长的教育，要充分发挥环境教育和个人生长的可能性。学校坚守教育创新，建构双 S 螺旋生长课程和生长课堂，形成了生长课程体系，并打通两者之间的桥

梁，培养学生的结构化思维，综合提升学生的创新能力，这让学生的教育生活有完整意义的存在。

1. 打造"生长"课程体系，提供生长场域。整合学校、家长、社区和专家资源，以项目形式推动国家课程校本化实施和校本课程的开发。打造 12345 双 S 螺旋生长课程体系，即 1 个核心理念：促进学生螺旋式精彩生长；2 个信条：适合与分享；3 个维度：国家基础、拓展课程、主题课程；4 大版块：人文与阅读春生课程、科技与实践夏长课程、生活与健康秋收课程、艺术与审美冬藏课程；5 大生长因子：生长德、生长体、生长学、生长能、生长情，实现师生双向生长。并以学校的进阶性培养理念为基，研发数学与绘本、数学与工具、数学与问题，阅读与表达、阅读与表现、阅读与表演的学科拓展课程和行为生长、情意生长、思维生长的主题课程。

2. 注重课堂生长特质，细化生长指标。课程改革的逻辑起点是个体之生命实践活动，并围绕做事或活动建立联系。而这种联系的建立是基于课程结构与功能的调整，通过改变课程实施过程实现学习方式的系统变革。基于这样的思考，学校以生长性目标为出发点，以创造性目标为落脚点，着力建构生长课堂，实现课程与课堂的衔接与系统建构。因此学校制定生长课堂评价考量指标，围绕教学设计维度（目标落实、内容创新、工具使用）、教师维度（基本功、问题设置、课堂组织、学习评价）、学生维度（参与态度、参与热度、参与广度、参与深度）、课堂维度（生成处理、汇报组织、思维生长、互动机智）来制定《海城小学生长课堂评价考量表》，凸显工具研发、问题驱动、内容创新、合作思辨、思维发展等生长点，构建以"教学互见 + 工具支持"为特征，促进师生思维的海城生长课堂，帮助儿童学会学习，让儿童知道目标是什么、如何学、学得怎样，这给了孩子们将抽象的知识还原为生活中现实模样的机会，使学习和自己的生活建立了联系。并以"我的教学问题"为出发点，从教学设计创新和教学实践反思两个维度入手，推动生长课堂教学实践与研究。

3. 践行"生长"评价可视化，创造生长引擎。学校用"可见"的评价工具和评价方式，根据四大生长素养的内涵，在生长教育可视化评价系统中设置了生命生长、品行生长、学力生长、实践生长、创新生长5大模块，并将可视化作为信息技术与教育融合的切入点，从而创建了"可见"的教育教学情境，让每个学生在不同时期、不同范围都有进步的机会和正向生长的经历，同时依托班主任、联合学科教师，调动家长等相关人员，建立统一标准，形成评价合力。每位学生的生长过程用"树苗"的生长过程可视化呈现，完整诠释儿童生长历程。以生长教育可视化评价系统为主，以称号系统、积分兑换系统为辅，融入游戏中的晋级、趣味、虚拟现实等元素，把单一、少维度的评价转化为多元、立体的评价，有利于丰富儿童的课程学习，平衡发展其核心素养，最大限度地挖掘每位学生的潜能。从而使得数据为教育教学提供科学的依据，也为儿童生长提供合适的轨迹。

（二）激发创造潜能的教师生长样态

生长的哲学也让教师在创造价值、创造生存意义的过程中，拥有完整意义的存在。而生长的任务最终要落实在教师身上，他们从孩子的需求出发，从教师的设计出发，变被动为主动，打造儿童自主、合作、探究学习的时间、空间。学校从科研立校到科研兴校，从科研个体到科研共同体，最后从校本培养到孵化基地，正逐渐成为具有区域性影响力的教育科研基地学校。一定程度上可以说，科研项目、教学奖励的获得，最根本原因是这支教师队伍的团体性、成长性、共同的价值追求所释放出的巨大能量。

1. 明确生长路径，塑造教师专业生长新样态。教师们通过"生长规划—生长实践—生长成果"三维路径获得生长的力量。首先，植根教师自身素质和认知方式来设计生长规划寻找"长的"基础，学校帮助教师找到自己恰当的生长点，帮助教师规划自己合理的行动路径，并为教师提供专业生长所需的营养；其次，为教师提供适合的、科学的、丰富的生长实践平台，打造"长成的"关键举措，搭建了"三阶三助"式研修平台，引导教师沿着从自助到互助、从互助到共助的团队生长路径去实践，引导他们不仅在专业能力上有所生长，更是促进在教育思想上的生长；第三，历经教育教学过程、积累经验、反思升华后，教师获得包括专业在内的综合素养的生长，享受"长的"成果，寻求工作的幸福，成就自我和学校，探寻教师专业生长的新样态。

同样学校发展都要依靠教师去创造，因此孵育以学习者为中心的海城范式，创新成长评价，增强选择性，激发教师成长的内驱力，为有理想、有教育追求的教师搭建更为广阔的生长平台，鼓励他们推广、传播自己的教育主张、教育智慧，开发促进素养发展的生长课程、生长活动节。这种教师文化体现在教师进行课程改革、教学改革的研究方式上，即打造具有生长力的师资队伍，实施教师分级成长计划，形成共享、乐研、思创的团队文化。

2. 遵循生长特质，创生教师生长评价新体系。教师的生命成长不再是仅仅追求控制与效率的职业技能训练，而是让个体生命力的觉醒、职业生命的激活；教师的教育情怀转化为对儿童的热爱，形成迷恋于学生成长的内驱力。教师团队的不断发展，让学校走向新的境界，让课程改革、教学改革不断深入。

因此创建可见的教师生长评价体系，鼓励教师在修炼基本功的同时，发挥创新创造潜能，同时，提供可行的发展平台。将教师生长评价纳入智慧校务管理平台，从常规教学、教育科研、学校贡献三个板块按4∶4∶2比例分布能量，教师在教研活动组织、听评课、师徒互助、课程开发、活动研发、论文发表等都能汲取相应能量，个人或学校在上传其成长资料以后生成可评量的数据，作为教师职称评聘、年度考核、评优评先的基本依据，也形成了教师可见的成长档案，从而真正地让评价和教师生长搭建起桥梁，形成教师与学校双向发展的和谐局面。

（三）创设双 S 螺旋生长课程体系

学校在构建课程体系时，基于学校场景和校情，一方面加强"情境融入"，即努力为学生提供完整的学习情境，激发学生主动探究的兴趣，以兴趣为动力，在不断解决问题中实现创新。在充分了解社会资源的基础上，教师统筹备课，充分发挥课堂、生活、场馆的教学优势，拓展学生学习时空。另一方面，促进"思维激发"，即以思维为主线、以丰富内容为载体、以评价工具为撬动，培养学生的创新能力和综合素养。同时也充分关注实践的可行性，开发了双 S 生长课程体系，形成序列与系列并重的课程群。所有课程最终都要落脚在立德树人上。学校课程规划在开齐开足国家课程的前提下，立足学生全面与个性发展，打破课程壁垒，消除课程拼盘，围绕生活与健康、人文与阅读、科技与实践、艺术与审美等四大板块，形成一个相互衔接、关联协同、逻辑严密、能量流动顺畅的学校课程生态圈，充分发挥课程的整体育人功能。

课程的维度以学生发展层级为轴，分为基础、拓展、主题等三类课程，分别指向学生基本素质的形成、潜能开发和个性发展、研究能力和自主创新精神，基础课程是拓展、主题课程之基，主题课程又渗透于基础、拓展课程之中。在课程实施时，从核心素养所具有的未来性、人本性出发，课程目标、内容打破学科与技能边界，充分考虑学生的生命发展和生活需求，注重对课程体系适切性与达成效果的检验，依据实践反馈，进行修订完善和动态调整。双S螺旋生长课程体系在学校层面则是上升到文化的层次，既与校园文化合辙同轨，也与学校特色发展结合在一起。从现实来看，理想的课程文化是理想学校的本来样子，海城小学从改变课堂生态入手，从打造基于教师积极合作的课程入手，力争形成各个学科百花齐放，课程建设自成体系的局面。

三、海纳校内外教育资源，形成立体多元的教育格局

教育不仅要适合个人成长，还要适应社会发展和时代需求。学校也是在合适的土壤中生长起来的，这块泥土就是学校所处的环境、曾经的历史、造就的文化。一所学校的文化也正是从其自身的土壤中自然而然生长出来的。海城小学注重学生个体的内外兼修，过去和未来一并在师生的生命实践活动场域中生长。

（一）学校空间环境的精心设计

学校内外空间环境的设计与建设，需从教学任务变化、教与学方式转变、隐性课程育人的角度来思考。以学生为中心，注重学生学习生活体验，是海城小学创建教育空间与环境设计的原则所在。学校建筑的设计、风格乃至设施设备等，不论细微细节还是宏大之处，都体现出美感

追求和审美体验。根据学校区域功能分布，完成学力发展空间、艺术创作空间、阳光健体空间、实践体验空间、劳动参与空间、美术写意空间等校园功能区的整体形象设计，展现出与学校生长文化融为一体的物质文化，进而发挥学校环境的育人功能。例如，学校的物质文化建设随处可见"生长"，儿童博物空间、图书馆、情境体验室等功能场馆与生长文化相得益彰，融合密切，学校阅览馆以春生、夏长、秋收、冬藏四季生长的理念。整个校园就像一间巨大的乐园，师生都是学校的设计者、开发者和使用者，乐园里可以体验，学习内容可视化，学生可以依时学、随性学、依需学。

（二）现代技术手段的融合创新

新时代的教育要改革，就需要在大数据处理与分析等新技术的支撑下，结合人工智能把具有个性化和针对性的学习内容和学习方式给到学生，这才能真正以学习者为中心。现在，海城小学有了生长思维，工作思路发生了变化，在不断生长中实现了发展方式的升级，主要表现在他们的工作方式发生了转变，即从开发思维转向了用户思维；开发内容实现了从教师优势向学生需求的转变；开发运用实现了从单一学科向课程整合的转变；学习空间实现了从普通教室向"学校社会"的转变；评价方式从单一主体评价向多元主体协同参与评价的转变。具体到资源和技术层面，学校不断提升各级各类硬件配置水平，引入互联网等新兴技术手段。学校选择与顶尖级的云端技术公司——alios 合作，开发学生生长教育可视化评价系统，通过家校合力记录学生成长点滴，并将这些过程性的成果转化为"小苗生长能量"，在新技术支持下对课堂大数据的采集与统计分析来实现教学效率的提升，深度合作打造智慧校园。这种利用科技融合环境教育的方式，让生长教育的理念沁入学生的心田。

优质的办学条件固然重要，但要把一所学校办好，好的方式不同，好的标准也不同。海城小学勇于探索，在实践中生长，在行动里印证，在质疑中思考，因为优质的学校教育不是靠标准评价出来的，而是在执行中生成的。如果非要有一个普适标准的话，那就是要让孩子们获得生长，感到幸福。而正是海城小学"应天之所赐，顺物之灵性"这种生长教育体系的有力实践，最终使学生主动进步、实现自我期望。

第三节　素养视角：尊重规律优化个体发展

核心素养视野下的评价，不仅要关注认知，更要趋向"全人"教育理念；不仅要聚焦评价的主体，更要将评价方式从单一走向多元；不仅要实现评价的科学化，更要发挥评价的诊断和路径修正的作用。从某种意义上讲，核心素养视野下的评价应该是构建一种教育生态，在尊重教育发展规律的同时又关照了人的个性化发展，在完善个人的生长路径的同时又提升了人的综合素养，从而真正地达成全人发展、素养提升、人生优化的目标。

而我们海城小学正是基于这样的视角，围绕学校学习实践、生活审美、解疑思创、家国情怀四大生长素养支柱，聚焦生命生长、品行生长、学力生长、实践生长和创新生长五个维度的学生评价，力求尊重教育发展规律、尊重学生生长规律、尊重个体优化需求，打造具有生长特色的学校评价体系。

一、学生的生长评价为何要"可见"

基于核心素养的综合素质评价重点在于记录、分析学生的生长全过程，从而发现和培育学生的良好个性，指向的是学生个体，是对学生个体全面发展状况的评价。但目前的评价却停留在把甄别、筛选、选拔、汇报和问责等作为终极目的。此外，还存在评价主体单一、评价内容片面、评价手段生硬、评价目的功利等普遍性问题。而《深化新时代教育评价改革总体方案》文件指出，要改进结果评价，强化过程评价，探索增值评价，健全综合评价，从而破除"五唯"顽疾，因此评价的改革已经成为教育发展的关键点，而可视化的学生生长评价又能带来非常多的意想不到的惊喜。

（一）窥见自我生长历程，激发生长的内驱力

我们利用可视化的工具将学生生长过程完整地呈现出来，供学生直观地阅读。这样一来，学生能客观地看见自己生长历程中的优势和劣势，可以根据这个直观的过程和结果表象清晰地看到自己的生长轨迹。无形中，学生能据此发现自己的问题所在，从而激发起自我生长的内驱力，从被动生长到主动寻长，这样的转变是我们教育者期待的，更是我们应该做到的，这将为学生的终身发展提供源源不断的动力和保障。

此外，对自我可见的生长历程是符合学生个别化教育和个体发展总体要求的，也是教育高质量、公平发展的必然产物，它将为学生提供多样化的自我评估，突破仅以分数作为唯一标准的评价，实现从定量评价走向定性评价，从而促发评价成为自我生长的工具，真正的达成从"要为评"到"我要评"的目标，激发了学生自我生长的内驱力。

（二）剖析自我生长数据，规划生长的新路径

规划是生长的关键环节，通过规划正确的生长路径有助于学生更好地发展，享受更高质量的生长。因此，利用个人的生长数据，通过技术介入，从而存储学生的生长信息、量化学生的生长信息、分析学生的生长信息，最后增值学生的生长信息，由此也将数据的作用发挥到了极致，让数据为学生的自我生长服务、为学生的自我诊断提供依据。

海城小学这个基于大数据背景下的可视化生长评价系统多元化收集数据，全面观测、记录、分析和诊断学生生长过程，真实记录学生行为，关注学生生长的真实性、过程性和发展性，而数据的剖析过程就是对学生个体生长的诊断，能为学生的个性化发展提供一些重要证据，从而实现扬长补短，提升个人综合素养。当然，也尊重了学生的个性的发展，尊重了学生的优势、兴趣和自我取向，让每个学生都能有长足的进步。

二、学生的生长评价要"可见"什么

新时代赋予"综合素养评价"新的内涵和价值期许，而大数据和信息技术等媒介为素养评价的综合性、主动性、发展性和过程性提供了更多可能。海城小学基于学校四大素养支柱：学习实践、生活审美、解疑思创和家国情怀建构五大评价维度，通过生命生长、学力生长、品行生长、实践生长和创新生长来对学生进行综合性评价。那么，我们要对学生"可见"什么呢？

（一）生命状态可见

健康的体魄是学生综合素养生长的基础保障，而学生的体育锻炼情况、身心健康情况、习惯养成情况、品格塑造情况等都是生命生长的集

成，而当这些元素都对学生自我可见、对家长教师可见，不仅能提供相关的数据依据，也为向最好的生命状态转变提供更多的可能。因此学生的生命生长状态的可视化是将自己点滴的成长轨迹记录下来，特别是在小学阶段学生的生命生长变化是比较大的情形下，然后实现了对自我科学发展和路径规划进行有理有据的修正与完善，从而达成自我的自觉发展与生长，实现了对自我生命价值的深度领悟。

（二）学力增值可见

教育的本质是学生综合能力的提升，而学力则是学生必备的能力，更是学生在学习生涯中的重要支撑。以前，学生的学习能力可能主要反映在应试上，在质量检测中获得好成绩学习力就比较强，但这是片面的，学力不仅体现在分数上，还体现在阅读能力、质疑能力、分析能力、学习品质上。那么这里通过了这些数据的可视化，可见这些因素与学力的相关性，例如阅读对学力的影响如何？学习品质的养成对学力提升的关键作用是什么？然后倒置过来在数据分析的基础上看到学生学力的增值，看到学生逐渐生长的历程。

（三）品行养成可见

在小学阶段，学生良好行为习惯的养成是至关重要的，同时它还是学生生命状态和学力基础的保障。有效的品行养成管理不仅能促进学生良好生活习惯、学习习惯、行为习惯的养成，也能建构富有活力和生机的教育机制，丰盈学生的生长历程和规范生长路径。而可视化技术的融入可以使得学生品行养成管理的过程分析清清楚楚、数据管理井井有条、结果呈现明明白白。这里对学生的课堂表现、作业习惯、同伴相处、宝贝星获得等项目进行品行管理，最后用多元的表征形式展示学生的整体情况，让学生、家长、教师都能收获具有指导性的反馈意见，从而逐渐提升自我的行为习惯，激发学生的自我管理能力。

（四）实践锻炼可见

当前的教育应该是大格局、广范围的，由此教育的评价主体应该是学校、家庭、社会的并集，也就是说"社会课堂"是教育评价的主阵地。此外，实践能力是学生综合素养必不可少的组成，学生需要在社会环境中历练，更需要在社会氛围中塑造能力，因此通过社会实践活动淬炼、学生社团活动参与、社区志愿服务奉献等提升学生社会感知力等，也通过这些数据的记录，让学生体验到成就感，享受到除了学业之外的乐趣，增加自我的生长厚度与广度，真正实现全面发展。

（五）创新突破可见

创新已是当前非常热门的词，但在小学阶段的创新可能不能以社会贡献作为衡量标准，而是学生创新意识萌芽的培养，只要学生能发挥想象，在某次绘画创作中、在某次科技活动中、在某次实验操作中、在某次征集活动中……只要有超乎自我、真正体现自我价值的，都给予记录赋能，学生看到自己在这一过程中的收获与奉献，不断地创新、创造，保护学生们的好奇、热衷的原始状态，从而补充了评价的单一，实现了评价的多元，让其成为学生生长的催化剂，形成了综合发展的合力。

三、学生的生长评价要怎么"可见"

儿童就应该有儿童的表征形式，不应该大而化之，而应遵循儿童的生长特征、把握儿童的兴趣点。学生生长评价的"可见"不是一蹴而就的，我们应分成两步走。

首先，需要融入可视化工具。

在教育发展的历程中，我国基础教育从最初的"双基"目标达成，到"三维"目标的转变，再到目标的"综合素养"培养，这说明在特定时期，学生的必备品格和关键能力是不断优化的，因此根据需求打造的评价也是因时而异。在素养时代，传统的纸笔测试评价已无法满足，要实现素养落地，改革评价方式势在必行。当前，大数据、云计算、推荐算法等人工智能技术在教育领域的纵深推进，为教育评价打开了另一扇门，利用可视化工具撬动学生评价是时代发展的必然产物，更是适合学生全面发展的必经之路。

可视化工具的应用，不仅能打破原来一把尺子评判所有的学生，实现了一把尺子评判一个学生，实现了学生评价的个别化、个性化；也能可以将伴随性的数据采集产生了网状的链接，从而发生了化学作用，使得评价不仅为评价，而是促进学生自我发展和完善的工具。由此，可视化过程就是学生现实生活自我的孪生，更是学生自我诊断与发展的有效工具。

其次，需要呈现"儿童表征"。

让可视化这一手段产出最大的效益，必须从儿童立场出发，将"可见"的东西儿童化，给"可见"赋予趣味性、游戏化等因素，使得可视化的评价具有吸引力和可持续发展的能力。我们将以往数据演变成植树任务，把不具有生命的数据转化成具有生命力的能量，设计了能量采摘任务，激发学生自觉生长的欲望和期待，柱状图、雷达图、数据表格等都变成了具有温度的提示语建议，为学生的生长提供了数据无法提供的情感慰藉，这都是基于儿童、基于人本、基于设计的理念来建构的，也因此成就了学生乐此不疲的景象。

儿童的生长过程需要个别化与自主化，这里我们给予学生的只是其个人不同阶段及班级均值的参考量，让学生能根据相关的数据与图表来规划自我生长路径，并约束自己的行为。

基于素养视觉的评价，不仅记录并具体呈现学生生长状态，让教师和家长知晓，然后据此进行教育干预，从而促进个体发展；它更是一种生长本身的需求，也是促进发展优化的需求。

第四节　行动视角：制度可见培育治理生态

随着互联网＋、大数据、人工智能和推荐算法等信息技术在教育领域的广泛应用，智慧校园建设也有了新的诠释。海城小学基于杜威生长理念和学习科学理论建构校本化生长教育，同时关注信息技术与学校发展的有机融合，促进学校方方面面发展的可视化评价形成，提供科学、可见的依据。因此学校立足于所处的地域趋势与未来发展方向，探索新时期学校核心文化与可视化的融合路径。

由此，学校的治理需要融入更多的元素，更为科学的手段。我们借助信息技术实现制度的可视化，让管理者与被管理者相互"可见"，使得学校发展路径"可见"。

一、生长教育与可视化的契合点

（一）生长教育的校本诠释

"生长"具有五个特征：规律性、主动性、生活性、连续性、过程性，即遵循教育和儿童身心发展的规律，关注儿童本身宝贵的可塑性，强调儿童生长状态的多样性和差异性，并让儿童经历由浅入深、由易到难、由具体到抽象的进阶式发展历程。这与海城小学基于"儿童立场"和还原"真实生活"的办学初衷相吻合，也就是说要站在儿童立场去认识儿童、发展儿童、引领儿童，从而在真实的学习与生活场景在外界环境等的作用下不断改组、改造、转化、自我反省和修正的过程中完成了进阶式的蜕变。

杜威强调："生长是生活的特点，所以教育就是生长。"显然，教育一旦与生活脱离联系，学生就如同缺失土壤的树木，无法扎根生长。顾明远教授提出："教育的本质就是生命教育。"通过生命教育，改变教育理念，变革教学方法，完成人的幸福生活，精彩生长和价值达成。因此，生活是生长的场域，生命是生长的载体，生长是生命、生活的本位能力与关键特征。

生活是需要被记录的，生命是需要被窥见的。在海城，每个学生的生长过程就如小苗长成大树一样，不仅可见，且任务化、游戏化。这种不断为自己的生长添砖加瓦的自主性过程，才是学校生长教育的真谛，不知不觉地点燃儿童的自主生长意识。

（二）生长教育与可视化的契合点分析

我们以"人人精彩生长"的办学理念为核心，引入了现代学习科学理论＋云端技术物联思想，提出了用"教育可见"促进"精彩生长"，并以德、学、体、能、情五大生长因子塑造儿童的生长，从而培养会智慧生长的现代人，那为何实现生长教育的可见？

1. 生长可视化更能激发人的内在驱动力

人的生长总是在生活场景到抽象出现实问题，再到策略优化和品质塑造的一个完整经历。它就如一段旅途，可能一路风景，也可能一路荆棘，这取决于你选择的方向。方向对了，你的努力可能收获自我的不断生长；而方向错了，最后则颗粒无收。人的生长历程的"看得见"，不仅时刻见证自我的不断修正与生长，更能激发人不断向上追求的内在驱动力。实用主义说生长是人的自然潜能的继续发展，强调遵循生长规律、改造经验，其基本原则是"教育即生活"。因此人的生长应该是一个不断累加的过程，只有将累加的过程"可见"，人的生长动力才能源源不断，在生长的同时，也记录了自己的生长过程，更能不断地温存自我，使得人得到情感上的满足。

2. 生长可视化更能提升事的治理效能

学校管理工作琐碎而繁杂，传统的管理一般工作只有布置，没有跟进与反馈；而且工作被动的多，主动的少。而信息技术可以提高学校日常工作的效率，形成可视化管理机制，确保学校管理工作的优质高效运行与发展，并且在进行相关性的工作或活动可梳理归类和分层积累，形成系列化或序列化的生长数据和资料。如一个文件的下达，从工作分配到具体落实都可追根溯源，其效果检验也随时随地可查阅与不断优化，这就是实现了教育教学工作在"可视化过程拆解"中，从原来的文件化、文字化、会议式、指挥式向效率化、程序化、公开化、优质化转变，治理变得更加简明、容易执行、可操作，提升了治理效能。

可视化评价能给学校的发展带来许多便捷，更重要的是它契合生长教育理念，将生长的轨迹和路径描绘出来，使得教育有章可循，评价有据可依，生长有迹可循。

二、生长教育可视化的实践建构

（一）学校管理与可视化

海城小学以效能提升为导向，尽可能让专业的人做专业的事，把事务性、程序化工作打包在一个中心，成立了校务与资源服务中心（负责学校建设、校务协调、招生、教务、后勤等）；把创新性、内涵式工作分配给二个中心，课程与师资发展中心（负责课程建设、教育科研、师资培训、教学质量监测等）、安全与学生发展中心（负责师生安全、德育、少先队、家校协调、学生活动开发等）；还将技术工具开发型作为支援中心，隶属于创新发展的部门。提出了"管理可见，教师生长"，即让项目组织者提供平台给被组织者，让其展示自己的思想和能力；同时，组织者要用适合的方法让被组织者明确目标、路径和效果，在适当的时候提供"脚手架"。通过改进学校运行机制和统整管理项目，从而提高教育教学工作的效能，寻找管理支撑的最佳点位。

如海城小学教师外出与请假都是在智慧管理平台上申请，这样的可视化不仅使管理者能及时掌握教师的去向，还易于在遇到突发事件时及时补位和应对，更方便数据的统计和对教师的相关情况进行分析，假如同一个老师病假多则是否健康问题比较显著，事假多是因为家庭琐事困扰等，对于学校的管理有较清晰的指导价值。

由此，管理的可视化在工作提质与提效、数据整理与分析、资源的收集与储存、平台管理与对接等都能起到非常关键的作用，从而使得学校的管理工作能达到事半功倍的效果。

（二）课程建设与可视化

学校在构建课程体系时，基于学校场景和校情，一方面加强"情境融入"，即努力在教育教学中为儿童提供完整的情境，激发学生主动探究的兴趣，以兴趣为动力，在不断解决问题中实现创新，提出构建双S螺旋生长课程体系。另一方面，促进"思维激发"，即以思维为主线、以丰富内容为载体、以评价工具为撬动，培养学生的创新能力和综合素养。同时也充分关注实践的可行性，开发了双S生长课程体系，形成序列与系列并重的课程群。立足学生全面与个性发展，打破课程壁垒，消除课程拼盘，围绕生活与健康、人文与阅读、科技与实践、艺术与审美等四大板块，形成一个相互衔接、关联协同、逻辑严密、能量流动顺畅的学校课程生态圈，充分发挥课程的整体育人功能。

课程的维度以学生发展层级为轴，分为基础、拓展、主题等三类课程，分别指向学生基本素质的形成、潜能开发和个性发展、研究能力和自主创新精神，基础课程是拓展、主题课程之基，主题课程又渗透于基础、拓展课程之中。在课程实施时，从核心素养所具有的未来性、人本性出发，课程目标、内容打破学科与技能边界，充分考虑学生的生命发展和生活需求。

学生的课程学习效果可见，海城每年一度的素养生长节活动课程就是诠释"合适"与"分享"设置原则的最佳范例。在素养生长节中，学生在学过的课程展示与体验活动中充当"小导师"，把自己所学教授于没学的学生，使得自己的学习可见。

学生的课程学习历程可见。学生的学习过程通过选课等形成可视化数据，此外，学生的课程学习在与人分享的过程中能得到及时的评价，也能形成可视化的记录。

（三）教师评价与可视化

当前，学校教师的评价存在一定问题，比如很多时候可能干多干少一个样，无法科学地评价教师工作状态；一些教师觉得评先评优不够民主、透明，决定权在小部分人手里，因此教师群体工作积极性不高、凝聚力不够，等等。只有教师团队持续发展，学校才能够走向新的境界，课程改革、教学改革才有提升空间。

因此，我们创建了可见的教师生长评价体系，鼓励教师在修炼基本功的同时发挥创新创造潜能，形成向上的内驱力。我们将教师生长评价纳入智慧校务管理平台，在常规教学、教育科研、学校贡献三个板块按4∶4∶2比例分布能量，教师在教研活动组织、听评课、师徒互助、课程开发、活动研发、论文发表等都能汲取相应能量，个人或学校在上传其成长资料以后生成可评量的数据，此数据作为教师职称评聘、年度考核、评优评先的基本依据，也形成了教师可见的成长档案，从而真正地让评价和教师生长搭建起桥梁，形成教师与学校双向发展的和谐局面。

此外我们将教师评价的过程可视化，教师通过获取的能量帮助自身花园中的花朵的成长，从而通过不同的花朵盛开的形态让教师能时刻可关注自己生长状态，并形成可见的评价报告和分析数据，如此一来教师对自己的成长要素非常明确，更为其自省提供了相关的依据。

（四）学生评价与可视化

学校用"可见"的评价工具和评价方式，根据四大生长素养的内涵，在生长评价系统中设置了生命生长、品行生长、学力生长、实践生长、创新生长 5 大模块，并将可视化作为信息技术与教育融合的切入点，从而创建了"可见"的教育教学情境，让每个学生在不同时期、不同范围都有进步的机会和正向生长的经历，同时依托班主任、联合学科教师，调动家长等相关人员，建立统一标准，形成评价合力。每位学生的生长过程用"树苗"的生长过程可视化呈现，完整诠释儿童生长历程。以生长评价系统为主，以称号系统、积分兑换系统为辅，融入游戏中的晋级、趣味、虚拟现实等元素，把单一、少维度的评价转化为多元、立体的评价，有利于丰富儿童的课程学习，平衡发展其核心素养，最大限度地挖掘每位学生的潜能。从而使得数据为教育教学提供科学的依据，也为儿童生长提供合适的轨迹。

例如，学生的阅读素养，我们不仅将学生在家阅读的情况进行了统计和分类，还将其在学校图书馆的借阅情况纳入其个人数据，同样也赋予"树苗"生长的能量，综合各个方面采取多样数据，更加科学地形成评价要素，对学生的评价实现多元化和可视化。

由此，学生生长园以可量化、可累计的生长能量数值体系来呈现学生的生长数据，以树的五种生长形态为视觉表现方式开展学生种树苗任务，生动形象地表现学生的生长状态与成果；支持以白天、夜晚不同的场景以及交互式的动作采摘已收获的生长能量等方式，增强学生生长场景的沉浸感；支持以可视化图表呈现该学生的生命生长、品行生长、学力生长、实践生长、创新生长五大生长能量来源的分布状况，进而表现学生的生长状态；支持按时间顺序以生长评价指标查阅该学生的所有生长能量收获动态；支持在查阅该学生的生长能量动态时，了解生长能量收获的详情，如收获了哪个类别的生长能量、多少生长能量、来自哪项事件，以及收获生长能量的具体因由等。

生长可见了，教育的价值才能被无限地放大，教育的发展才能更加科学化，我们以师生生长评价为驱动，建立一体化、移动化办公管理与教学服务系统，围绕简单、高效、安全、人性四个关键词，充分保障教师日常教学需要及各管理部门诉求，提升教育管理各部门办公效率及教师教学辅助的体验，教育场景情境化，智能分析数据化，为学校核心文化与信息技术融合提供了一个非常恰当的切入点，从而真正实现学校生长教育可视化。

从学校治理的层面，可视化是学校人文性与制度化的平衡支撑点，更是学校适应时代发展的撬动点。以学校生长为导向的学校行政架构、教师培养样态、课程（活动）体系搭建、执行推进办法等与可视化的有机融合，为学校向高标准、高起点进发提供了很好的机遇。

第二章　学生评价体系框架的建构

　　"生长""可见"已经成了学校发展的两大重要基因，那么这两个基因在评价，特别是学生评价中又担任什么样的角色呢？其实它们是存在一定内在联系的，"可见"促使评价更符合学生生长规律，也更能发挥评价的作用；而"生长"是评价所要追求的结果，而且是"好果"。

　　因此基于"生长"和"可见"的学生评价体系框架是遵循这样的思考而建构的，那么从生命、品行、学力、实践、创新五维度进行学生评价也是符合这个理念的。一是评价是多元化的，打破了"唯分论"；二是评价是综合性的，符合时代需求；三是评价是任务型的，内化驱动形成闭环。

第一节　框架建构的理论依据

　　在国家核心素养的大背景下，教育评价信息化已是当前教育变革的重点，更是时代发展的趋势。海城小学在生长教育文化的引领下，搭建了生命生长、品行生长、学力生长、实践生长和创新生长综合素养评价框架，基于用能量替代数据，用游戏替代记录，用晋级替代解读，用图表替代文字的设计理念，实现了学生综合素养评价的可视化，让数据从仅仅被记录下来转向评价应用。在此，我们要厘清几个核心概念，从而梳理其内在理论支撑。

一、核心概念界定

（一）可视化

1987 年 2 月，布洛斯·麦卡米克发表的美国国家科学基金会报告《科学计算中的可视化》中，可视化一词作为专业术语正式出现，由此拉开国外"可视化研究"的序幕。美国品格教育协作组织对"可视化"的定义是："可视化是一种计算和处理的方法，它将抽象的符号（数据）表示成具体的几何关系，使研究者能亲眼看见所模拟和计算的结果，使用户看见原本不能看见的东西。"可视化在不同领域和学科有不同的定义，但其目的一致：帮助人们增强认知能力、理解事物间的联系、降低认知难度。（刘玮，2003）简单地说，可视化就是利用图示的方法对事物进行视觉加工处理的过程，至于选什么工具，则由完成任务的属性和将要达到的目的来确定。（李芒，2013）而在海城小学尝试的可视化是指利用云端技术和信息技术，使用图片、表格、数字和符号等形式让学生生长历程可见，通过技术与教育的结合，探索促进学生的学习实践、生活审美、解疑思创、家国情怀等核心素养可见和落地的新途径。

（二）教育评价可视化

学习科学指出，"可见"对教育的影响是深刻的，当影响儿童生长的教育因素可见，教育便有章可循，评价有据可依，生长有迹可循。生长教育目标需要可视化的评价系统予以支撑。学校教育的发展需要评价，应建立正规机制以确保教育措施和结果有令人满意的质量水平，建立教育服务提供者的问责机制，以促进教育的持续改进。

评价具有鉴定和认证的功能，用于确认组织或个体达到了正式设定的法定标准，师生互见的评价能够让家长、学生了解学习情况是否达标，让教师清楚教学情况是否过关。评价的问责功能是指约束公众服务机构为其工作质量负责，即在公开、可见的评价面前，督促学校、教师为教育教学结果负责。评价还具有诊断、改进和组织学习的功能，评价系统提供的信息能够促进学习和改进成为一个系统发展的过程，这时的评价具有形成性。可见的评价信息，直接反映出学生或教师的问题，可为后续的改进方向提供科学依据。

教育评价并非一个孤立的项目，而是系统化的整体。首先，强调评价在教育系统内制度化的应用，其次，有利于教育系统的日常运作与改进；最后，教育评价的使用取决于多层级教育系统的决策结构以及权力分布情况。因此，教育评价应全面考虑政策、组织、技术等各项因素。

生长教育评价可视化系统是以可视化技术为依托，充分利用家长、学生和教师共同对学生的生长历程进行记录、查阅和评价的一种新型评价系统，其目的是以评促学、以评促教。评价系统包括人文与阅读、科技与实践、生活与健康、艺术与审美四大板块，基于此评价学生核心素养的发展情况，促进学生元认知和反思能力的发展。《可见的学习》中指出自我后果和自我评价对学生元认知的发展有很高的影响效应，可视化教育评价让评价和激励可见，学生在同伴评价和自我评价中发现不足、不断进步，学生元认知水平得到提升，这是通往卓越教育的路标之一。教师通过可视化评价掌握学生学习情况，不断改进教学，以学定教。

因此，海城小学提出了用"教育可见"促进"精彩生长"，并以"生长德、生长学、生长体、生长能、生长情"五大生长因子塑造儿童的生长，培养会智慧生长的现代公民。生长是我们的培养目标，可视化是我们的手段与工具，通过两者有机融合形成了撬动学生自主管理的评价，由此我们基于教育与生活场景记录学生的生长历程点滴，将行为转化为数据，实现学生综合素养评价的可视化，从而促进学生的精彩生长。

二、基本理论依据

（一）学习科学理论

学习科学是建立在建构主义、认知科学、教育技术学、学科知识研究等基础上，并从多学科的视角来研究学习，综合了许多学科的学习方法，涉及人类学、社会学、语言学、哲学、发展心理学、计算机科学和脑神经学。学习科学理论关注学生认知的过程，学习是学习者带着原有经验（知识、技能、认知方法等）去解决问题的过程。

1. 脑神经学的引入

神经科学家研究发现，教与学是儿童大脑和心理发展的重要部分，"学习导致了我们对视觉、听觉刺激进行感知的神经束的形成。当处理特定的数据集时，神经建立连接，使得大脑可以理想的方式处理这一输入信息（例如，人的母语），从而改变了大脑。它的结果是习得材料得到高效率的处理。"[①] 也就是说，儿童与外界环境的互动能够帮助脑神经发育。科学家在对大脑的运作方式和思维的发展方式进行研究时，发现"这些技术使得研究者能够直接观察人类学习的过程和功能，从而证明了在

---

① 基思·索耶. 徐晓东等译. 剑桥学习科学手册 [M]. 北京：教育科学出版社，2012：26-27.

修正大脑结构建立心理结构的过程中经验所起的关键作用。学习改变大脑的生理结构，而结构的变化改变大脑的组织功能"。[1]

威廉·格林诺夫等人研究发现，与单独生活在没有玩具的老鼠相比，在摆满玩具和障碍物中生活的老鼠在学习上表现得比较优秀，后者的大脑皮层神经元上的突触会比前者多20%~25%，而且后者的大脑皮质的重量和厚度有明显的变化，这表明在较为复杂的环境下应用大脑会更有利于其发展。[2] 资源丰富的环境能为人们提供大量的社会互动、环境交互机会以及可供探索的对象。

2. 表征

认知科学的中心观点认为，表征是人类智力活动的基础，人们正是运用动作、图像和符号这三种表征去认识世界的。

最新研究表明，儿童像成人一样，能够考虑到图画的表征意图，并且允许这种意图优先于图画和真实物体之间的知觉相似性或不同，而且当儿童一旦认识到一幅图画的代表性意义，那么关于图画表征的概念就很快变得比较复杂。[3] 另一种表征是关于模型，当儿童用模型去表征真实的三维空间时，他需要觉察模型与其代表的实物空间上的对应，相比用图片或照片对三维空间进行表征，前者给儿童带来了巨大的困难。究其原因，专家们推测如果要解决这一"代表性"问题，儿童必须能够同时将模型考虑为两种事物，即某种事物和别的事物的某种符号，但这种辨

---

① 约翰·D·布兰思福特，安·L·布朗，罗德尼·R·科金等. 程可拉，孙亚玲等译. 人是如何学习的 [M]. 上海：华东师大出版社，2003：4-5.

② 基思·索耶. 徐晓东等译. 剑桥学习科学手册 [M]. 北京：教育科学出版社，2012：24-25.

③ J·H·弗拉维尔等. 邓赐平等译. 认知发展 [M]. 上海：华东师大出版社，2007：132-140.

别在图片表征中显得比较容易，因为图画作为一个实物的地位不是那么强大，其本身没有什么明显作用。证据显示，当用某个模型表征某一实物时，依赖于对模型表征性特征的觉察，若能降低该模型的实物性特征，将会提高儿童完成认知任务的水平，反之，模型实物特征的加强，将不利于任务的完成。

3. 专家和新手的差异

大量研究表明，专家有丰富的表征结构；丰富的程序性知识与计划；具备即时应用计划，以及调整计划来适应情景需求的能力；具备对正在发生的自我认知过程进行反省的能力。

首先，专家的专门知识是基于丰富的表征结构，涉及有组织的概念结构或图式发展，这些结构或图式说明问题的表征和理解方式，帮助识别新手注意不到的信息特征和有意义的信息模式。

其次，专家有着丰富的程序性知识和计划，可以十分灵活地提取重要内容来解决问题。这与他们善于将事实中的不同成分进行分类，再把相似的信息组合成模块有关；其知识结构不为一些孤立的事实或命题，而是受一系列环境的制约，当应付新情境中的事件时方法灵活多样。

最后，专家的反思性体现在他们更擅长规划和检查自己的工作，监控自己解决问题的方式。"专家突破对问题情景最初的、过于简单的理解的局限，质疑自己知识的相关性。"[1] 同时，这是专家创造力的重要表现，是影响专家终身学习程度的心理模式；学习科学研究者认为，学习就是通过使新手掌握专家那样的反思能力，从而也变成了专家，具备像专家

---

[1] 约翰·D·布兰思福特，安·L·布朗，罗德尼·R·科金等. 程可拉，孙亚玲等译. 人是如何学习的 [M]. 上海：华东师大出版社，2003：48-49.

那样的认知结构。

4. 促进更好学习的方法

《剑桥学习科学手册》总结了四项促进更好学习的通用策略[①]:(1)要为学习者提供支持其主动参与建构自己知识的学习环境,即搭建"脚手架"。为学生提供学习的线索或辅助工具支持学习者自己解决问题,根据学习任务或学习者认知能力的不同,应增加、修正或撤去脚手架。(2)在学习时,要促使学习者表达这些正在形成的知识,这样学习效果会更好。学习科学理论认为,学习者出声的思考比安静学习学得更快、更深刻。(3)提高学习者的反思水平或者元认知能力。学习科学已经反复证明了反思在深层学习中的重要性,在教学实践中,应为学生提供一些学习的工具,使学生表达自己正在形成的观点,并对其及时的反思。(4)教学应促使学生从具体知识到抽象知识的建构,不能过早或过急采用抽象的方式进行。

(二)可视化理论

可视化指利用云端技术和信息技术,使用图片、表格、数字和符号等形式让学生生长历程可见,通过技术与教育的结合,探索促进学生的学习实践、生活审美、解疑思创、家国情怀等核心素养可见和落地的新途径。

《可见的学习》认为,"可见"首先指让学生的学对教师可见,确保教师能够明确辨析出对学生学习产生显著作用的因素,也确保学校中的所有人都能够清晰地知道他们对学校学习的影响。"可见"还指教学对学

---

① 基思·索耶. 徐晓东等译. 剑桥学习科学手册 [M]. 北京:教育科学出版社,2012(4):5-15.

生可见，从而使学生学会成为自己的教师——这是终身学习或自我调节的核心属性，这也是热爱学习的核心属性，而无论是终身学习还是热爱学习，都希望学习将其视为要务。总而言之，当教师成为自己教学的学习者，学生成为自己学习的教师时，对学生学习产生的效应最大。该书从教师策略运用的角度总结了五个通往卓越教育的方向标[①]：一是教师是学习最大的影响因素之一，要能够以关爱、积极和充满热忱的态度参与教与学的过程；二是教师不仅要具备丰富学识，还需要知道所教的每位学生的所思所想，并以此为依据来建构意义和意义丰富的经验，及时为他们提供有意义的、适当的反馈。三是师生都要知道他们学习目的和成功标准，在过程中，教师要知道学生对这些标准完成的如何，以及知道下一步做什么，而且教师应依据学生的已有知识和理解与成功标准中间的差距来制定下一步的学习行动。四是教师必须从单一观念转变为多元观念，使学习者建构、再建构知识和观念。五是学校管理者和教师要在校园、班级创造宽容的学习氛围：允许错误的出现并得到欢迎，抛弃不正确的知识和理解是受鼓励的，教师可以安心地学习，并努力探索知识。

（三）评价理论

教育评价具有鉴定、导向、激励等功能。柳夕浪指出：综合素质评价不同于一般产品的鉴定活动，其面对的不是既定的"物"，而是不断成长中的人，是一个灵与肉交织在一起的"活的世界"。[②]可见，综合素质

---

① 约翰·哈蒂. 金莺莲等译. 可见的学习——最大程度地促进学习 [M]. 北京：教育科学出版社，2015（12）：22-24.

② 柳夕浪. 学生综合素质评价怎么看？怎么办？ [M]. 上海：华东师范大学出版社，2015：21.

评价强调评价的激励、发展和教育功能。

评价内容解决的是"评什么"的问题，在综合素质评价中占据十分重要的位置。首先，关于综合素质存在着因素观与整体观的争论，黑格尔、恩格斯等哲学家更加偏向事物发展的整体性。我国综合素质评价内容采用"4+1"的模式，包括思想品德、学业水平、身心健康、艺术素养、社会实践五个方面，反映学生的全面发展情况。这五个方面之间的关系并非是并列的，"4"指"德智体美"，是综合素质的不同发展方面；"1"指"社会实践"。是以上四个方面的综合体现，也是这四个方面形成的基本途径。特别需要注意的是：综合素质并非各方面素质的相加，而是通过社会实践和问题解决等能力来体现的。其次，素养是抽象的概念，评价时需要将抽象的概念转化为可考察的表现。因此，综合素质评价内容要从学生有关活动表现入手。学生活动包括：课堂学习、班级活动、学生社团、学校集体活动、社区服务或社会实践、游学或旅行、异质文化中的学习和交流等，它们是一个学生体验经历的序列。[①] 可见，学生需要在各项活动中提升综合素质，但各类活动与综合素质之间并非简单的一一对应的关系，一项活动可能折射出孩子多方面的素质。最后，评价不仅要有维度、活动，也需要建立标准，即"评价指标 = 要素 + 标志 + 标度"。在确立标准时要做好个性化与标准化的平衡，地方、学校和个人能够根据实际情况有选择地强调、培养与发展。

"怎么评？"涉及两方面的问题：一是评价的原则与思路，二是评价的方法与技术。评价最首要的准则就是基于证据，强调以客观事实为依

---

① 柳夕浪. 学生综合素质评价怎么看？怎么办？[M]. 上海：华东师范大学出版社，2015：27.

据，而事实到证据的过渡需要满足三个特征[①]：（1）真实性：证据的客观性和确实性；（2）关联性：证据与据此说明的观点之间的内在关联，即出示的证据与学生综合素质之间的逻辑联系。（3）合法性：使用呵护相关政策法规的程序、方式、首付按来收集事实材料，按照《意见》规定的程序及相关要求进行。接下来就要解决"如何收集证据"的问题，与量表式评定相比较，综合素质评价倾向于"写实性评价"，其意味着对目前学校各种人为的标签式评价的淡化，记录的过程伴随着对自身成长经历的回顾与反思，蕴含学生的自我评价和改进。[②]可见，综合素质评价是相对复杂的，需要对学生长时间、持续性的观察与记录，选择真实、有效、合理的证据来支撑。而为保证评价的客观性，评价思维也要从"谁熟悉谁评价"向"谁使用谁评价"转变，确保评价的真实性与有效性。

第二节 评价框架的实践意义

2018 年 4 月 13 日，教育部印发《教育信息化 2.0 行动计划》文件中提出教育资源观、技术素养观、教育技术观、发展动力观、教育治理观和思维类型观的转变，因此不难看出"智慧教育"是未来教育发展的必然。2019 年 8 月 9 日，中共中央、国务院出台《关于支持深圳建设中国特色社会主义先行示范区的意见》，文件指出："构建优质均衡的公共服务体系……实现幼有善育、学有优教、劳有所得、病有良医、老有颐养、

---

① 柳夕浪. 学生综合素质评价怎么看？怎么办？[M]. 上海：华东师范大学出版社，2015：42-43.
② 柳夕浪. 学生综合素质评价怎么看？怎么办？[M]. 上海：华东师范大学出版社，2015：49.

住有宜居、弱有众扶。"2020 年 10 月 13 日，中共中央、国务院印发了《深化新时代教育评价改革总体方案》指出完善立德树人体制机制，扭转不科学的教育评价导向，坚决克服唯分数、唯升学、唯文凭、唯论文、唯帽子的顽瘴痼疾，提高教育治理能力和水平，加快推进教育现代化、建设教育强国、办好人民满意的教育；同时强调坚持科学有效，改进结果评价，强化过程评价，探索增值评价，健全综合评价，充分利用信息技术，提高教育评价的科学性、专业性、客观性。国家从多个层面都开始关注教育的改革，特别是教育评价改革和信息技术的融入，此外从广东省、深圳市和宝安区都也相关配套的文件颁发，特别是在利用信息技术创建"智慧应用复能行动"，实现智慧教学应用、智慧化学习应用和学习智能评价应用等落地。

因此海城小学能利用这个机遇，创建基于可视化理论下的评价框架，通过将学生的生长历程可视化，让学生、教师和家长可见自我生长的状态，寻找生长支撑的依据，具有非常重要的实践意义。

一、教育评价信息化的应用价值和学术价值

可视化是信息技术与教育结合的一个分支，这一概念自 20 世纪 80 年代提出以来，经历了"数据可视化—信息可视化—知识可视化"三个发展阶段，应用领域也从计算机拓展到各个行业、学科。但其在教育评价中的渗透力度略显单薄，而教育评价具有极强的导向性，科学的教育评价不仅可关注学生知识与技能的掌握情况，更要关注情感、态度价值观的形成，从而实现从关注学生学习结果到关注学习过程的过渡。但目前基于选拔与发展需求的传统评价弊端异常显著。它从某种意义是一种单纯功利的需要，没有把学生当作教育的主体，去重视学生内在独立人

格的塑造培养。事实或结果可以被以不同形式、不同程度地呈现出来，被人所明确。不同的形式会呈现不同的效果，可视化教育评价将抽象的评价"数据"具体化，简单、清晰的"数据"表现形式易于接受和理解。以可视化技术为依托的教育评价不仅能够发扬教育评价的激励作用，而且还能增强评价的持续性、科学性、趣味性，使评价伴随学生整个学习阶段和教师整个职业生涯的发展。可视化教育评价的上述优点与本校秉持的生长教育理念中所强调的主动性、连续性和过程性不谋而合，可视化技术在教育评价中的应用能够促进生长理念的落地。基于此，无论是家长、教师还是学生都能从可见"数据"寻找到最佳的生长途径、方法，实现真正意义上的完整生长。

本评价体系以生长教育为发展基点，秉承"教育可见，精彩生长"的生长教育理念确定适合本校师生生长的评价指标体系，形成可终身保留、能随时随地进行数据分析的生长历程评价系统，从而真正实现教师看得见学生的学，学生看得见教师的教，教与学相互"可见"。教师和学生需要明白学习目的和成功标准，知道实现程度以及下一步要去哪里，促进学生元认知发展，增强教师对学情的掌握，才能实现"以评促学，以评促教"。同时，组织者搭建平台，提供资源被组织者支持目标达成和落实营造"可见"的教师文化。加强学校、家庭和社会三力的联合，实现学生和家庭、教师和学校的持续生长。结合可视化的相关研究理论和方法进行设计，平衡技术与教育，在凸显技术的同时彰显教育性。

二、教育评价信息化已是时代的必然产物

随着教育领域关于教育信息化与现代化的相关政策颁布，不仅强调了要加快信息化运用，更要强化大数据应用。从而教育信息化促进学生

评价发生重要变革，评价取向从甄别选拔到促进发展，评价主体从教师评定到多元协商，评价内容从学业表现到全面综合，评价方法从成绩量化到质性描述，评价结果从呈现结论到分析与解决问题[3]，这些为学生综合素养评价改革这个大难题提供了新思路和新契机。实践证明大数据在学生综合评价中也确实起到了前所未有的作用，例如对于学生数据的收集、处理和分析的过程中便能使得学生的生长轨迹是有迹可循的、有据可依的，这就能促使我们原来基于"经验"的教育模式向"科学"模式转变。同时证明，大数据时代的学生综合素养评价能从"模糊"到"精准"过渡。

此外，原来对于学生的数据收集是单向的，通过传统的方法记录学生的日常行为表现、学业质量监测、实践活动过程等，这些数据的记录都是"死"的，不能相互间产生链接，更不具备全面综合分析的能力。而通过利用智能终端的采集，将能产生更全面、更深入、更多样、更有价值的行为数据，然后再次通过将数据转化为"可见"的评价已经是现阶段学生个性化发展和成长规律的需求，也已是教育信息化变革路上的必然产物，并且教育评价信息化还可以实现如下的一些功能：

（一）实现评价的真实性和常规性

以前传统的评价主要从宏观、模糊的视觉审视人，而信息技术手段的融入，使得评价更为微观、准确，一是可以减少数据采集的烦琐负担；二是实现数据采集的真实性和客观性。减少人为主观性；三是数据采集的固定化与常规化，只要制定相关的观测点和评价维度便可收集相关的稳定数据。

（二）实现评价的精准化和智能化

以常的评价可能主要是教师凭借经验或直觉对学生的表现给予评价，或者通过纸笔测试结果进行数据的采集，而信息技术手段的融入，利用摄像头、智能手环、课堂分析系统、手机等进行数据采集，实现了数据收集的精准化，并通过智能的分析，可见学生的学习状态和发展状况。

（三）实现评价的集成型和发展型

信息技术的使用使得评价全样本、全过程变为可能，并且能使得全面的数据产生集成和链接，便于进行数据的相关性分析。另外，数据的呈现是具有可持续性和发展性的，可以通过数据看到自己的生长情况，为未来发展提供相关支持。

三、教育评价信息化是学生个性化发展的需求

教育的变革首先是适合学生的，只有服务于学生的教育才能不迷失方向和目标，教育评价同样要着眼于学生发展，并要将大数据思维和技术运用思路结合起来。大数据具有客观性、动态性、差异性、跟踪性、预警性和直观性等特质，而综合素养评价则需遵循科学性、发展性、多样性、全员性和及时性等原则，因此这两者有机的结合就能给学生提供了一个具有可见、诊断性特性的综合素养评价，从而实现修正自我发展的功能。

信息技术应用为学生个性化发展提供了平台支持和政策保障，可以实现学习内容个性化、学习活动个性化、学习方式个性化、学习评价个性化。大数据的差异性是学生综合素养评价个性化发展的基础，在大数

据时代可以通过信息技术手段采集到学生个体的相关数据，包括了学生个体倾向（兴趣、需求和天分等）、学习基础（认知储备、心智特点和学习态度等）和思想品质（性格特点、品德素养和理想信念等）等。因为学生个体是存在差异的，所以也就使得数据也是具有差异性的，也正是这差异性数据的可见，我们才能构建一个个性化教育场景，根据学生的实际情况开展有针对性的教育，从而促进了学生的个性化发展。可视化后的数据可以让学生看到自己不同阶段的比对分析结果，也可直观的窥见自己的成长历程，充分体现其个性化特征，提供个性化分析报告。

无论是教育发展，还是学生成长，通过综合素养评价可视化手段来促成学生全面发展是十分必要的，将原来静态的生长数据激活，能全面地、科学地分析与总结成长规律，从而对其做出价值判断和事实判断。

四、教育评价信息化是教育公平的有利推手

传统的评价存在用"一把尺子"评估所有的学生、评价主体的不一致和随意性、评价结果的主观性等问题，而教育评价最终还是需要走向价值判断，需要追求教育评价的公平性，而信息技术的赋能，使得其变成可能。

技术的融入不仅可以把原来单一的数据收集转向了多元数据的收集，还可使得多类数据产生关系转换实现可比较，从而在数据链接过程中，从不同层面刻画学生、评价学生，根据学生的个性特点突出学生的个性化培育，真正的彰显教育评价的公平性，不再以成绩作为唯一的评价标准。即使是学业评价也能实现纵向、横向多维的比对中分析出均值，从而对学力做出科学的判断，这同样也是教育评价信息化对教育的作用。

《深化新时代教育评价改革总体方案》中提出要探索增值评价。因此

在学校层面如何达成呢？首先，增值评价需要提供发展性的视觉，要重视关注点的变化，保障更加公平的比较，例如生命领域板块的指标，我们观测的其每个不同阶段自己与以往的数据、与班级平均水平的比较，这样能使得关注点在变化中又有一定的参照。其次，增值评价要重视跟踪设计，使得数据间存在内在联系并产生化学作用，例如一个学生在不同时间点的评价结果，可以从纵向分析，也就是可能是教师、学校、家长控制因素对其影响的角度，也可以从横向分析，也就是学生自己的不同影响因素的角度出发。由此，教育评价的综合性和公平性都能较好的得到体现，这也就是信息化技术融入的贡献。

第三节　框架实施的总体思路

借助信息技术将云计算、大数据与综合素质评价相结合，充分发挥"评价过程"的影响力，并对学生上传的海量数据进行整理、分析与挖掘，初步为学生建立成长模型[1]，是信息化手段与评价融合的契合点。但小学生具有好奇心强、数据分析能力弱、热衷游戏化任务等特性，该如何使得大数据在他们中起到较大的影响呢？据此，需要将枯燥的原始数据进行可视化处理，并探寻"合适"的综合素养评价可视化系统。

一、基本框架设计

学校利用可视化作为信息技术与教育评价融合的最佳切入点，借助"学习科学理论＋云端技术"创建可见的教育教学环境和相应评价系统。

（一）设计理念

以杜威"生长"理念和学习科学理论建构的校本化生长教育文化为评价系统研发的上位理念，强调评价遵循教育和儿童身心发展的规律，关注儿童本身宝贵的可塑性、儿童生长状态的多样性和差异性。首先要实现学校、教师、家长、学生和社会广泛参与和数据联通，推动教育评价主体多元化；其次要实现硬件设备多端互联、软件系统整合学生各种成长场景数据，进行可视化生长过程和结果呈现处理；还要实现评价不单纯仅为评价，而是要挖掘其评价工具的内涵，激发学生成长的内驱力。

基于此，学校以智慧校园的整体架构为指导思想来规划学校的信息化设置，形成两中心三层级的信息化应用环境和数据采集与分析平台，如图1所示。

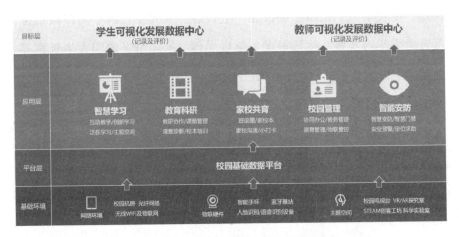

图2-1　海城小学智慧校园架构示意图

（二）系统特色

基于阿里钉钉底层平台，一个综合素养评价系统打通教学与管理的各个应用场景。系统分管理端、教师端和学生端（家长端），其中管理端负责管理学校基础数据和权限分配，教师端负责评价数据呈现与采集和专项场景数据分析，学生端（家长端）负责学生在校、在家、在社会的个人数据呈现和采集。

评价模型与学校办学理念深度融合，突出校本特色的数据化、可视化，从而促进师生、学校发展从经验型向科学化转变。将学生生长历程数据化、游戏化、可视化和档案化，创建为"生长树"成长汇集能量的任务，调动学生的主动参与，发挥评价的内在功能，形成了教育技术与教育生态、教育行为的深度融合。

（三）框架设计

学生的综合素养评价基于上述的理念与特色构建，并以实现培养"生长德、生长学、生长体、生长能、生长情"五大生长因子为终极目标，提升学生学习实践、生活审美、解疑思创、家国情怀的四大生长素养。通过"生命生长、品行生长、学力生长、实践生长和创新生长"五个评价维度来形成学生的可视化评价系统，并且利用学生的日常行为、学业成绩、阅读情况、班级量化、活动参与等评价场景的数据采集，进行学生的生长状态分析，如图 2 所示。

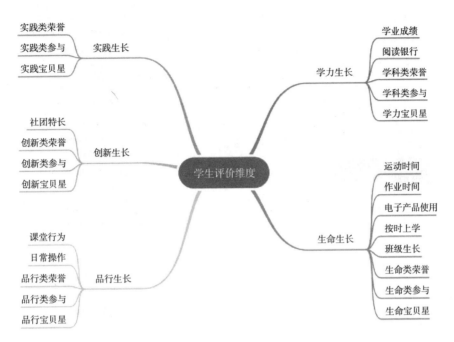

图 2-2　海城小学学生生长评价维度示意图

　　学生综合素养评价平台分三个数据呈现子系统：能量采集系统、积分兑换系统和称号晋级系统，三个系统相辅相成，学生能量积累既是"生长树"长大的养分，也是积分兑换和称号晋级的凭据，在多样化、常规化和科学化的数据采集场景达成个性化的视觉和成长需求。学生个人成长月度报告和期末素养报告，以雷达图、柱形图、折线图、表格、文字等呈现学生成长历程和数据分析结果，达成数据可视化的效果最大化。由此形成具有学校"生长"特色的综合素养评价系统，凸显场景化、过程化、个性化的评价体系特征，如图 3 所示。

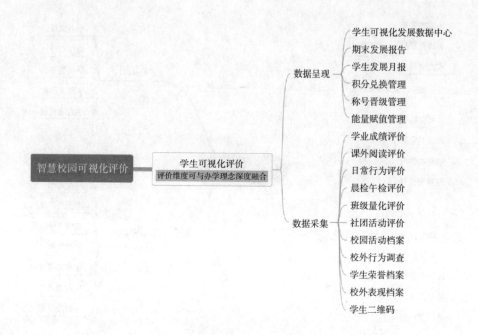

图 2-3 海城小学学生生长评价系统数据采集场景示意图

二、外显特征设计

对于小学生来说，枯燥的数据并不能激发他们的自主能动性，更主要的是儿童对于数据缺乏有效分析和链接的能力，因此往往这些数据仅对教师、家长有价值，对于他们并没有过多参考的意义。那如何将数据可视化，变成他们喜闻乐见、兴趣浓厚的可见的"数据"就成了可视化系统呈现的切入点，基于此，学校把重心放在了评价的外显特征设计上，学校以海洋生长园为背景，班级以海岛生长园为背景，学生个人以五种不同的生长树为背景，抓住可视化这一特征通过树的生长状态来描述人的成长历程，使得不仅让学生能看得懂、玩得欢、着得迷，而且真正的发挥评价的工具性、互动性和诊断性，让评价不再为评价而评价，而是真正成为激发学生自我生长的内在动力来源。

（一）用能量替代数据，让生长状态可视化

自入学起，每位学生就种下了一棵"树"，这棵树形象地代表着学生生长的过程和结果，只要学生把他们在校内外的表现情况由家长、教师或学校分类上传到手机端的学生生长评价系统中，就可以获得各种各样的能量值，能量值越多，小树苗就长得越快，这些能量值能使得树有不同5种生长形态，并逐步长成一棵可见的大树，这个过程学生能看到能量的来源明细，也可看到了树一点点生长的过程，同时也看到了自己不断进步的点点滴滴，如图4所示。把数据转化为能量，这样一个可视化的调整，却给予数据赋予了生命，让原来沉睡的数据变成了可以与学生互动的能量，而这些能量又帮助生长树不断地成长，并构成了"可见"生长场景，学生此时既可看见自己生长的过程，更能看见自己生长的结果，让评价为自己所用，而非为评价而评价。

（二）用游戏替代记录，让采集任务可视化

以前的记录就是为了采集数据，并最终以数据和文字为主。而根据儿童的心理特征，我们把数据采集变成了使其"树"长大的能量，创建了使树长大和采摘能量的游戏，当自己的良好表现变成了能量，当能量采摘植入树中且使其慢慢生长的视觉冲击，都能给予学生带来满足感和喜悦感。就这样把任务变成了游戏，不仅实现了评价的可视化、任务型、激励式，让素养评价更加有趣味、有意义，更能直接作用于学生的主动发展，在一定程度上避免了让成人"强压式"管理学生。因此要使得自己的那棵树长大，就必须在各方面去积累能量，去完善自己的生长路径，

并且需要学生在采摘后才能发生树的生长，这就是评价信息化的最重要推动作用，使得我们的评价变得多样化、有趣化和自主化。

（三）用晋级替代解读，让游戏过程可视化

以前的评价我们可能需要在一个阶段进行解读和说明，才能让学生知道自己在这阶段的成长情况。为了让学生成为自己的管理主体，激发其自我管理能力和自我约束能力，我们在能量积累的系统中增加了称号晋级和积分兑换两个分系统，也就是说学生根据能量值获取进阶式的荣誉称号，还可以用积分兑换各种有意思的奖券，例如当学生从"顽强青铜"晋级到"傲气白银"，说明其能量积累更多了，级别更高了，而且综合素养评价的各个维度可能都有了不同层次的提高，这个可视化的过程不仅不再需要老师去解读数据结果，更实现了评价过程的游戏化、可视化和进阶化，更重要的是使得我们的评价成了学生自我修正的指引和成为积累起生长状态的高效工具，如图5所示。

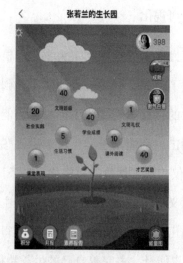

图2-4　学生数据采集外显示意图

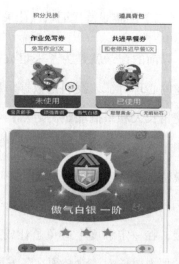

图2-5　学生数据兑换外显示意图

（四）用"图表"替代"文字"，让评价结果可视化

数据分析结果呈现如何适合儿童？如果能够对学生行为进行统计分析，并以清晰易懂、多种形式的图表加以直观呈现，这不仅能对学生进行自我全息画像，更能简洁明了、看得透彻。因此我们采用了各种图表分析的表现形式呈现数据分析结果，让学生看见自己在不同阶段和与班级平均水平的对比情况，实现这一可视化手段就是让学生能直观、科学地认识自己的数据，读懂自己的优劣，从而实现了数据结果的多样化、可视化、趣味化和科学化，如图6所示。

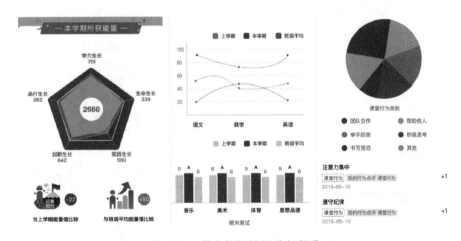

图 2-6　学生数据结果分析报告

三、内部链接设计

以前的评价大多数是单向或者孤立的，比如我们的课堂评价、行为规范评价等都是一个自成体系，或者说互不交融的一个评价系统。而面对当前的综合素养评价来说无疑是不够的、不科学的，因此我们力求将评价的相关性考虑进去，例如我们既要记录学生的阅读数据，更要让这

些阅读的数据与学业评价产生链接，发挥其诊作用和促进作用，这才是学生评价最终存在的样子。

由此评价框架的设计是交融性和链接型的，比如学生日常行为评价，它可能是因为学生的学业成绩优秀颁发的奖项，那我们会将其给予学力生长维度赋能，是道德情操上的表现而获得的荣誉则应该给品行生长维度赋能等，实现了交叉赋能并且使得数据分析更加科学、有依据，成为儿童发展更加有指导价值的评价，如图7所示。

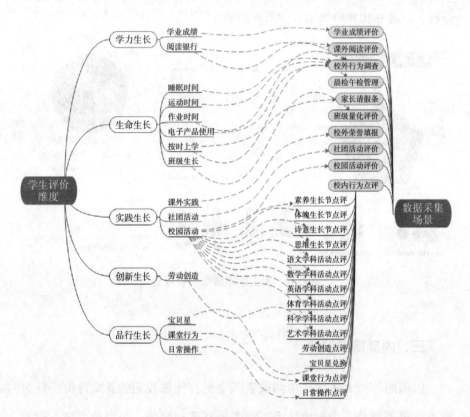

图 2-7　学生数据采集分布图

四、评价可视化系统的功能

学生综合素养评价系统是素养提升的一个重要工具，更是学校教育理念落地实践的载体。这个可视化系统在学校已全面实施近两年，学生能像玩游戏般参与评价，真正实现从"要我评"到"我要评"的转变；家长以前需要通过老师从中了解到学生在校表现，现在则能通过可视化过程与结果看到；教师不仅减轻了评价的工作量，还可随时随地评价。

（一）数据：从记录转向应用

数据应用是综合素养评价的终极目标，而可视化的数据结果更能凸显出评价的作用。在此我们充分利用家长、学生和教师共同对学生的生长历程进行记录、查阅和评价，并辅以可视化的手段，实现以评促学、以评促教、以评促长等结果。基于学校人文与阅读、科技与实践、生活与健康、艺术与审美四大板块，评价学生核心素养的发展情况，促进学生元认知和反思能力的发展。

可视化教育评价让评价和激励可见，学生在同伴评价和自我评价中发现不足、不断进步，学生元认知水平得到提升，从而通往卓越教育的圣地；而教师也可通过可视化评价掌握学生学习情况，不断改进教学，以学定教。由此评价结果成为教师调整儿童教育的依据，也让学生在评价的导向下发展素养，为将来成为完整的人奠定基础。

如阅读银行板块，不仅可采集学生平时的阅读数据，还能采集学生在校图书馆的借阅数据，然后将数据分门别类进行统计和分析，学生根据自己的阅读情况调整阅读计划，如图 8 所示。此外，为了使得阅读与学业成绩产生相关性分析，还特别开设阅读圈功能，学生间、师生间能进行深度阅读互动，从而提升了阅读数据的实用性和可信度。

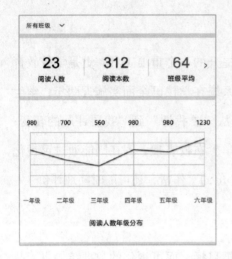
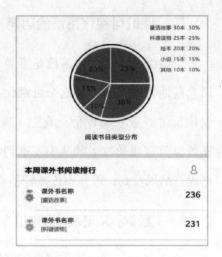

图 2-8　学生阅读银行数据统计图

（二）档案：从离散转向关联

我们经常会找不到时间比较久远的纸质材料，也经常会因为这些纸质材料的难以保管而苦恼。我们学校为学生在校内外的收获及表现建立一个电子档案袋，那么他们在线上就能随时找到自己的东西，这个档案中不仅存储了有价值的文件，还有总结性报告。我们运用"抽屉原理"，将学生档案进行分类整理，形成自我的资源库。学生在生命生长、品行生长、学力生长、实践生长和创新生长五个抽屉中能找到自己上传的文件。更关键的是，校外资源在通过教师审核后同样能给予能量，实现家校共育。这些档案清晰地反映出学生的生长路径，为其后续发展提供可贵的生长依据；这些档案是对教育教学过程进行真实性评价，对学生的学习过程进行跟踪式评价，更是用于文档收集、储存和管理的新型评价方式。

例如，将学生的校内外资料以图片和文字相结合的方式建立起个人档案库，并将其关联数据进行分类存储。学生则可以随时随查阅、储存、调取资料。当学生从学校毕业时，学校将该生成长点滴汇集成生长大礼包回馈给学生，如图9所示。

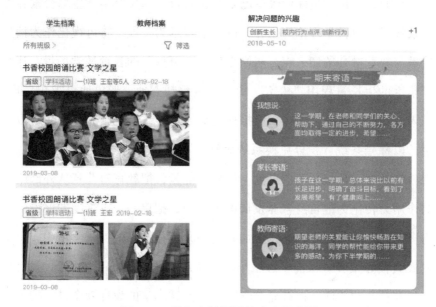

图 2-9　学生生长历程档案库示意图

（三）评价：从甄别转向诊断

"评价"是教育变革过程中基层学校难以深入或科学化的主要问题，而逐步建立与儿童素养发展要求相匹配的评价体系，是促进学校教育教学的关键举措。因此，"评价究竟是为了什么"是我们教育者首先要搞清楚的问题。我们实现教育评价的可视化，最重要的就是让学生管理自我，学会自主学习和自我规划，这是人成长中最关键的能力。

通过给学生呈现整体的数据分析报告，一是让学生与班级均值进行比对；二是与自己在不同时间的状态进行比对，突出个性化。学生便能从中获得较为准确的数据。为了保证学生的隐私，每个学生只能看到自己的生长数据，看到自己生长状态，从而修正自己的生长行为，规划自己的生长路径。

　　当前，深化学生评价改革已是势在必行，海城小学学生综合素养评价系统以学习科学理论为指导，以云端技术为手段，将可视化作为信息技术与教育融合的切入点，从而创建了"可见"的教育教学场景，让每位学生的生长过程用"树苗"的生长过程动态地、形象地可视化呈现，融入游戏中的晋级、趣味、虚拟现实等元素，以综合素养评价系统以为主，以称号系统、积分兑换系统为辅，家校合力记录学生的成长点滴，把教育教学过程转化为"可见"的种树能量，把教育对儿童从外部施加的作用力转化为他自身素养发展的内驱力，把单一、少维度的评价转化为多元、立体的评价，这样更加有利于儿童在丰富的课程学习中，平衡发展其核心素养。目前，海城小学学生综合素养评价系统得到了学生、家长和社会的关注，也有兄弟学校基于海城小学的设计理念进行校本化实践，学生的评价数据分析也形成了雏形。

下篇：成蝶

探索"生长"评价路径

　　生长，需要良好的土壤，需要优质的机制，更需要有明晰的方向与路径。而破茧仅是创新的初步尝试，成蝶才是创新的最终目的。通过探索生长评价路径，寻找生长的奥秘，使得评价与生长相辅相成，形成评价促进生长，生长完善评价的教育生态。因此，海城小学对学生生命、品行、学力、实践、创新这五个维度进行记录、分析、评价，既较为全面地评判了学生的生长状态、过程与结果，也提升了学生的综合素养及全面发展的样态。由此可见，评价需要有正确的路径，才能窥见学生的生长与发展，故成蝶需要给予正确的路径规划，更需要对探索评价路径与生长的内在关联。

第三章 "生命生长"可视化研究与应用

顾明远先生曾说：教育的本质就是生命教育，而人类与其他生物的最大的区别，除了生存、繁衍，就是发展。生命的个体形式是具体的、独特的、丰富的，因此每一个生命具有独特的天赋、兴趣和爱好，其发展形势也应是多元的。一个健全的生命会在社会、自然、自我之中获得养料和力量，继而成长和发展，从而构成了生命与自我、与他人、与社会和自然的关系。

生命的生长是隐形的，往往是不可触摸的，因此利用信息技术和可视化的手段，将体魄健康、心理压力、生活意念、思想品质等让自己、他人可见，即是关爱生命、感恩自然之道。

第一节 "生命生长"的基本内涵

20 世纪初，美国教育家杜威主张"儿童中心主义"，提出"教育即生长""教育即生活""学校即社会"。陶行知先生在他的基础上，提出"生活即教育""社会即学校""教学做合一"三大主张。其实两者的理念是一致的，关注的都是儿童的生命生长。本真的教育是以人的发展为出发点和归宿点。在海城，我们把生命生长当作一个重要的评价指标，发现了生命生长的价值所在。

一、教育根本：遵循生命自然生长

人类的心智成长是一个渐进的过程。于生命而言，教育是人与社会、自然产生关联的链接点。只有遵循生命自然生长的规律，教育才能焕发出勃勃生机、源源动力和满满活力，这也是生命生长之教育的本质。

（一）生命的深刻性

人的生命不能只停留在生存层面，还要有精神追求，塑造理想的品格、健康的人格，做一个精神丰盈的、全面发展的人，这样才能拓展生命的宽度，真正实现从被动生长到自我生长的蜕变。切入生命的深刻性是一个艰难、复杂的工程，我们借助评价可视化这一工具逐步将生命与其他生长元素联系起来，从而构建网状的生长评价体系，使得生命的生长过程是立体的、可见的，更是有深度的。只有关注到生命的深刻性，才能培养出有品位、乐奉献、广情怀的社会主义接班人。

（二）生命的系统性

生命是一个整体，也是多种生长维度的集成，具有本质特征，也需要后期塑造。生命在不同时期具有不同的状态，在系统的教育过程中不断增色。另一方面，生命的生长过程是链状的，犹如珠子般，一颗一颗有序地串起来，每个环节不可或缺，都是必然存在的，也只有如此生命才完整，其系统性是显而易见的。

（三）生命的自主性

教育应在自然的状态下进行，创生贴近儿童生活实际的教育情境，引导儿童寻找自己的生长点，体现生长的自主性。每个儿童都是独特的个体，只有突出儿童自主性的教育，才能激发儿童的内驱力。这是对儿童个性关注之使然，也是本真之教育的追求。遵循教育规律、适切儿童天性、强化滋养根心、发挥自主自立，是生命自主性的内核，体现生命与生活的和谐统一，为儿童生命生长增绘绚丽的色彩。

二、价值取向：赋予教育温暖底色

雅斯贝尔斯说："教育意味着一棵树摇动另一棵树，一朵云推动另一朵云，一个灵魂唤醒另一个灵魂。"教育的价值在于唤醒生命个体的意识，提升生命个体的价值，从而促进生命个体的生长。即着力于激扬生命之活力、传递生命之真情、增加生命之厚度，实现每个生命自由、快乐地生长。

（一）适合学生生长

教育以生命生长为本真，实现生命生长的律动。其目的是引导学生认识生命的意义与价值，真切地体验生命的绚丽多彩，但是只要针对不同的个体，寻找到合适的"钥匙"，才能促使自我积极主动建构生命历程，从而成为自我生命的体验者、生长者和发展者。因此，教育被赋予生命的意义，成为生命的一部分。生命是教育的本源，教育则是生命生长的内在需要。因此，我们结合儿童生活实际，设置实践活动，促进儿童良好生命生长生态的形成。这里的核心就是要适合学生的生长，因为教育的本质就是要"适合"，不是一厢情愿，而是因材施教，所以以此作为第一个衡量标准是生命自由生长的内在需求，更是教育新时代的呼唤。

（二）对接核心素养

《中国学生发展核心素养》以培养"全面发展的人"为核心，分为文化基础、自主发展、社会参与三个方面，综合表现为人文底蕴（人文积淀、人文情怀、审美情趣）、科学精神（理性思维、批判质疑、勇于探究）、学会学习（乐学善学、勤于反思、信息意识）、健康生活（珍爱生命、健全人格、自我管理）、责任担当（社会责任、国家认同、国际理解）、实践创新（劳动意识、问题解决、技术运用）等六大素养，具体细化为国家认同等 18 个基本要点。由此可见，对生命的珍爱是核心素养的基础与关键所在。学生只有拥有关爱生命的意识，才能拥有发展生命的热情和内在动力，才能在实践中感受到生命存在的价值，体验到生命的意义和人生的美好，从而培养出适应终身发展的必备品格和关键能力，实现知识、情感、态度和价值观的螺旋式提升，成为一个具有综合素养的儿童。

（三）契合人本主义

回归到教育的基本内涵，教书育人是对人的塑造，也就是"树人"，当前主张的是从教育内部去挖掘教育的本质、揭示教育的规律、归纳教育的特点。换个角度来说，也就是要发现人的价值、发挥人的潜能、发展人的个性。因此"育人"就是教育的根本价值和最终目的，教育就是要培养主动的、发展的、创造的、社会的现代中国公民，使学生会做人、能做事，成为人格健全的现代社会主义公民。而人本主义就是要求教育者以育人为首要任务，综合考量每个学生，深入研究个体差异，找到个性化、个别化、差异化教育的科学依据，从而建构出基于人的生长的评价，为教育增添了温暖的底色。

三、愿景达成：挖掘评价灵动内涵

让生命得到生长，是教育的基本诉求。我们利用评价这一工具，使得生命的生长过程有方向、可调节、能修正，既体现出评价的灵动性，又具有不可估量的指导价值。

（一）根本价值

评价的本质是"管理"，而"管理"的内涵是提高效率。那么儿童的生命生长历程通过可视化的评价将其各项指标表现出来，也就是为儿童与教育者提供了一份诊断性"明细"，从而在有效的管理中实现了高质的发展，这其实就是对自己的内在管理，更是对自我的高质塑造过程，有了适合自我发展的生长路径，才能有更好的教育发展规划。它就是对生命个体积极的支持、鼓励与完善，从而使得生命个体在和谐发展的基础上获得精神的生长、潜能的生长、健康的生长等，既尊重了生命个体的多样性、独特性，也激发了生命个体的主观能动性。

（二）伴随价值

评价具有多种衍生价值，它可能并不是显而易见的，而是隐性的。例如激发学生的内驱力、激扬个性生长、引导生长方向、挖掘生长潜能等，都具有非常重要的价值。

传统的评价关注分数的评价导向，而这里评价作为工具的潜在灵动性功能就是激发学生的生命自觉，即开启生长的内驱动力。通过评价，特别是可视化评价，激发学生的生长的自主性，而利用了儿化的表征方式就是让儿童能看到生长的过程，并且能点燃学生为自己的生长树积累能量的导火索，让学生孜孜不倦地探寻自我生长途径。

传统的评价缺乏学生的主体参与和自我体验，不能很好地激发学习动力、开发学习潜能，很难促进学生全面且有个性的发展。海城小学关注了生命的自我觉醒，建构了内生型的可视化生长评价系统，它是一种自我发现、自我激发、自我完善的评价机制。在教育的场域里，从来都不是生产千篇一律的标准件，而是根据学生的个性特点、不同阶段来进行塑造和孵育的。

传统的评价对是知识强化、技能训练和时间维度的评测，忽视了对生命的思想引领和行为激励，但是这些并不是仅靠外力能单独达成的，更需要唤醒内力，通过多元的评价维度，制定科学的评价指标，挖掘自主管理的本质，为学生创造有法可依、有章可循，生动活泼、科学高效的评价体系，实现人的生长的价值最大化。

将生命生长的评价可视化，打造的是生命、生长、生态的集成体，三者相辅相成、相互促进，赋予了生命的价值，探寻了生长的内涵，更建构了生态的场域，从而伴随着个性化的教育，向高品质教育发展。

第二节 "生命生长"的实践运用

"质量"是学校生存发展的基础。学校首先要遵循健康的发展理念，重视学生的身心健康和生命质量；其次要全面评价学生，不能仅看分数、升学率，而是覆盖全面的素养评价，学业成就等综合考量。这就是指向学生个体的"生命生长"。那么生命生长就是一个非常重要的生长指标，如何进行有效的评价，并形成学生可持续发展的因素便值得我们研究和思考，而我们将其数据和过程可视化，那又该如何进行运用呢？

一、整体框架

生命生长涉及的面广，且较难以量化，而在小学阶段哪些因素会影响学生的生命质量呢？这就是我们首先要解决的问题，也就是评什么？

首先，我们要评什么？在此，我们选取了一些与学生生命生长相关性较高的评价指标，例如学生的运动量是否达到基本要求、使用电子产品的时间是否小于标准量、睡眠时间是否达到了健康的最小值、作业是否能在规定时间内完成、在校出勤率比否比较高、安全知识学习是否能按时打卡、在实践活动等是否考虑生命问题、是否能在学校体魄生长节中取得一定成绩，这些健康生活、体育锻炼、安全意识、生命观念等维度的细化指标是比较适合小学生的。

其次，我们怎么评？我们在搜索了大量的资料后制定了相关标准，例如学生的运动时间如果能达到每天至少 1 小时就给予相应的能量，学生每天的睡眠时间等于或大于 9 小时就给予相应的能量，每天使用电子产品的时间如果小于 0.5 小时给予相应的能量，能坚持长时间按时到校同样可以获取能量，能在学校的体魄生长节及实践、学科类活动中与生命相关的部分表现突出也可以获得一定能量。除此之外，班级的生长能量还能反哺个人，这是集体荣誉感、团队精神的体现，也是生命生长的重要组成部分。具体的能量来源如下图所示：

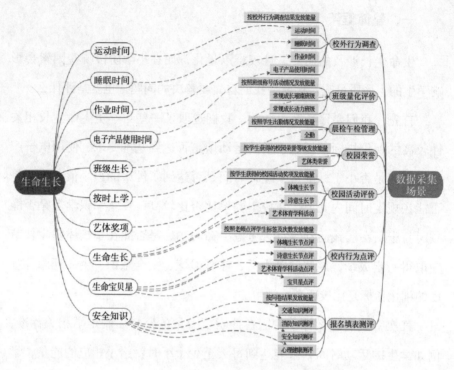

图 3-1　学生数据采集分布图

二、实施路径

整体框架搭建好之后，该如何采集数据并产生关联分析呢？这就要涉及数据采集场景建设、数据采集方式、数据分析系统的实施。

数据采集场景：校外行为调查、班级量化评价、晨检午检管理、校园荣誉、校园活动评价、校内行为点评、报名填表测评等系列的采集场景，学生能在这些场景中发起事件，从而根据相关的数据产生能量，这能让学生在特定的场景中完成相关的事情，从而得到评价，并且数据溯源清晰可见。

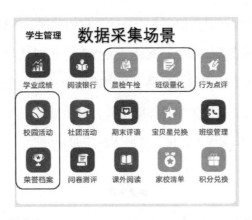

图 3-2　学生数据采集场景

数据采集方式：例如学生的运动时间、睡眠时间、电子产品使用时间、作业完成时间可以通过校外行为调查场景，然后数据可根据填报相关问卷收集而得；班级量化的反哺数据可以通过教师对班级行为点评而得；学生按时到校可在晨检午检管理系统中获得，与学生进校的人脸识别系统对接数据；参与校园活动及获得荣誉等可以直接上传奖状、证书，经教师审核后产生数据与能量。即可分问卷填报、互动点评、上传审核等采集方式。

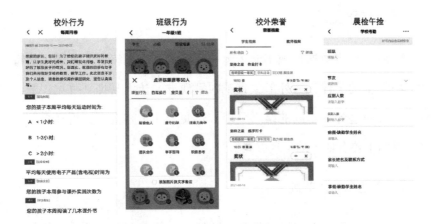

图 3-3　学生数据采集方式

数据分析系统：分类记录各个场景采集的数据，然后制作成雷达图、饼状图、柱形图或折线图等，支持学生查询生长能量时，了解生长能量收获的详情，如生长能量来自哪个类别或模块、有多少能量值、发生于哪个事件、生长能量产生的具体缘由等，最后通过直观的数据表达与转换，将学生的生长历程可视化，并形成相关的分析报告。

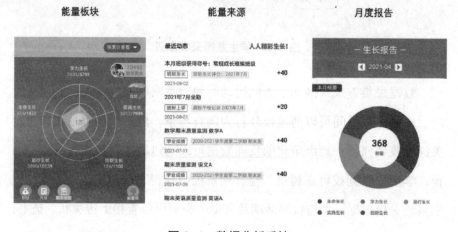

图 3-4　数据分析系统

三、结果呈现

海城小学将数据呈现用能量树的方式替代，更符合儿童的生长特点和吸引学生的关注，另外形象直观的呈现方式让人易懂、可见、发人深省，而且通过各种不同的结果呈现方式便于儿童查询、分析和总结，在这里我们主要有如下的呈现方式：

（一）能量来源明细

其一每个数据变成了能量球，不仅需要营造了儿童的采集任务，而且能激发儿童自我生长欲望；其二，这些数据来源明细也会清晰地显示在列表中，这两种方式都方便数据溯源。另外，每个数据在生命生长板块的占比、分布也是可查询、可见的，这样一来整体的数据对儿童来说都是真实、灵动、可用的素材。

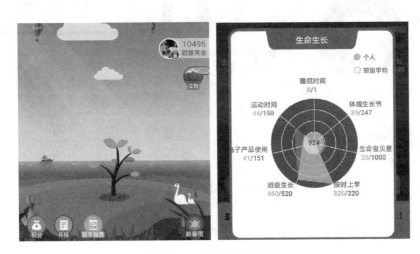

图3-5　能量来源明细

（二）月度素养报告

海城小学生长评价系统以柱形图、饼状图等图表呈现学生每个月份的能量情况，并且会对比本月、上月和班级平均数据，最后根据数据分析给出温馨提示，鼓励学生不断生长，当然这些数据的明细也会在列表中呈现。

月度报告

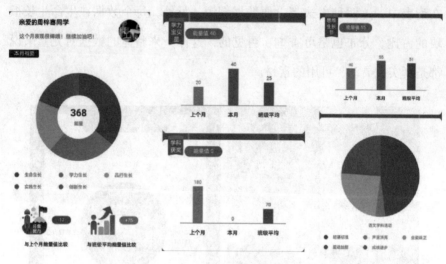

图 3-6　月度素养报告

　　学期素养报告：此报告较月度素养报告更为详细，包含雷达图、饼状图、柱形图、折线图及复合统计图等，呈现学生每个学期的能量情况。首先，用饼状图分析通过运动时间、班级生长、按时上学等数据采集模块的总体情况；其次，每个数据采集模块将利用饼状图和柱形图进行比对，也就是本学期与上学期和班级平均数间的比对情况分析；其三，就是所有模块的数据来源都会在列表中呈现出来，便于查询和溯源；其四，就是根据数据的比对将会产生一些温馨的提示语言，引导学生正向生长。

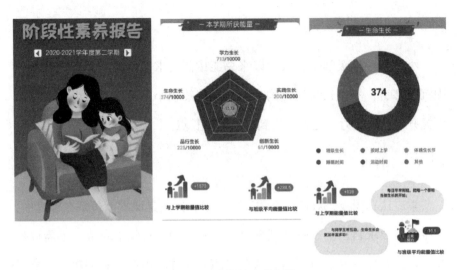

图 3-7　阶段性素养报告

第三节　"生命生长"的案例分析

案例1：

让生命开出灿烂的花

余雨思

　　《中国学生发展核心素养》以培养"全面发展的人"为核心，提出学生要健康生活，包括珍爱生命、健全人格、自我管理等要点。学生需要学会认识自我、有积极的心理品质、能正确地认识和评估自我。海城小学积极适应大数据时代发展要求，以"生长教育可视化评价系统的开发与应用研究"为主题，结合人工智能，借助生长数据模型，将学生生长可视化，以更具针对性的评价方式，让学生生长有迹可循。在此，我聚焦评价系统的生命生长评价模块，跟踪与分析学生个体案例。

一、研究对象

小黄，一年级学生，入学以来总能按照要求完成各项任务，在学校中沉默寡言，不擅长与他人沟通。由于年龄较小，不知道可以从哪些方面提升自己的能力，也无法找到自己的生长点。

（一）优点

学习认真积极，对自己有很高的要求，无论是课堂上还是在家庭中，都能严格要求自己。布置的任务总能一丝不苟、自觉地完成，不需要他人监督，有良好的学习习惯。课余时间爱好练习小提琴和书法，且能持之以恒地练习。

（二）缺点

在性格方面：性格上较为内向，不擅长与他人沟通，尤其是与老师交流，往往选择保持沉默或是避开，遇到困难总是默默忍受，很少向他人求助。

在行为方面：虽有较强的意志力，但多为"被动"接受他人布置的任务，更注重能提升成绩的任务内容，对于课堂要求完成的《知识能力训练》书写练习，小黄会非常认真地完成，并进行检查，但对于拓展提升类内容，只要老师未做硬性要求，小黄就会选择不做。例如，老师布置了阅读某本绘本的作业，小黄按要求完成了，除此之外，他不会阅读其他绘本；运动方面，除去体育课及早操，小黄很少进行体育锻炼，对自身全面发展难以做到主动规划。

二、问题分析

（一）过于注重学业成绩

因为小黄的姐姐即将参加中考，小黄的父母十分关注她的成绩，所以小黄也受到影响，认为在测试中得高分就是优秀。他在生长中忽略德、体、美、劳等方面的发展，对无法提升成绩的活动愈发提不起兴趣。

（二）无法合理规划发展方向

小黄尚处于一年级，对生长的认识取决于他人对他的教育。小黄有向上的动力，希望自己变得更优秀，但优秀如何定义呢？该往哪个方向努力呢？成长不可见，生命生长更是难以评估，且受心智年龄的影响，小黄的努力及发展方向只能停留在学业方面。

三、效果与措施

英国教育家弗雷德·诺思·怀特海在《教育的目的》一书中写道："学生是有血有肉的人，教育的目的是为了激发和引导他们的自我发展之路。"教育的根本目的在于"人"，在于培养珍惜生命、乐于生活、善于生长的人，而非一味追求学业成绩的人。海城小学与阿里巴巴合作开发生长评价系统，旨在把学生生长可视化、趣味化、驱动化。

（一）数据分析

表 3-1　学生 2020 年 9 月—2021 年 4 月生长数值表

时间跨度	个人生长总数值	与班级平均值比较	生命维度数值	生命值占总值比
2020.9	78	28	0	0
2020.10	143	14	60	41.96%
2020.11	154	22	60	38.96%
2020.12	548	349	109	19.89%
2021.1	479	130	26	5.43%
2021.2	47	6	23	48.94%
2021.3	329	97	55	16.72%
2021.4	428	120	191	38.05%

表 3-1 记录了学生在 2020 年 9 月到 2021 年 4 月之间的生长能量总值、与班级平均值比较、生命维度数值、生命值占总值比。通过数据对比，可以看出学生在班级总能量值不断上升，其中生命总值比重也在循环式上升，可见生命生长不断向前发展。

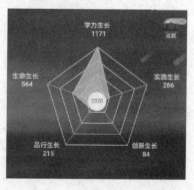

图 3-8　学生 2021 年 4 月能量统计

从上图中可清晰看出，学生生命生长板块较刚入学时有了长足进步。

（二）有效措施

1. 游戏化评价激发生命生长兴趣

教育心理学家奥苏贝尔认为，儿童早期学习动机以附属内驱力为主，他们努力学习，主要想获得大人们的表扬，看到自己的生长。生长评价系统以能量替代数据，用游戏替代记录，用晋级替代解读，让学生生长可视化，在可视化评价中，找到学习的乐趣，并转化成学习的动力。当我发现小黄对班级艺体活动不感兴趣之后，就带着他一起研究生长评价系统。小黄发现，自己每天的努力都会通过 APP 记录下来，形成一个个能量球。这些能量球可以让自己的小树苗苗壮成长，他高兴极了，愈发起劲地学习，在上课时高高举起小手回答问题，也愿意尝试参加班级组织的艺体活动。当发现每日运动也会有能量时，小黄主动在家里进行每日运动打卡，日复一日的坚持，让小黄有了健壮的身体。

2. 活动载体提升生命生长内驱力

低段学生热衷于各项活动，能在活动中找到生长的动力，因此我鼓励小黄踊跃参与学校组织的各项活动，在海城小学体魄生长节、诗意生长节中，小黄均担任主力，一路过关斩将，冲入总决赛，并获得一等奖的好成绩。在生命安全体验活动、学校国旗下演讲活动中，小黄感受到了生命的重要性，学会了用积极心态面对困难问题。一系列活动使小黄意识到，生长并不只有学习，还有多姿多彩的生活，各大活动磨炼了他的意志力，更让他找到了生长的动力，他慢慢学会了与他人沟通，当有困难时主动寻求帮助，当有不良情绪时也能借助运动、与同伴倾诉等方式排解。在 APP 的支持下，我们欣喜地看到小黄日益开朗，更加热爱生活，也更懂得生命的意义。

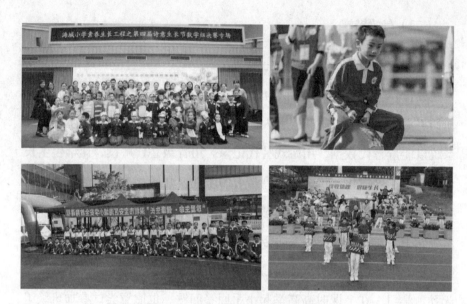

图 3-9　学生在各项活动中的剪影

3. 可视化 APP 引领全面发展

生长评价系统在教育中的融入，为学生整合各项生长场景，为学生生长方向提供可视化的方式。每个月月初，我都会和小黄一起回顾生长园中小树苗的生长情况，在能量图中，小黄可以直观地发现自己在五大生长因子中的进步及不足，直观的月报让他知道学力生长该往哪些方面努力，生命生长又可以从哪些方面去进行。在能量图的帮助下，小黄更直观，也更有动力地挖掘自己的潜能，他不仅在学力方面保持一贯的优势，在生命生长、品行生长等方面也慢慢赶上来，生长不再是"隐形"的，APP 不仅记录了过往的能力与荣誉，更是给低段的学生提供脚手架，引导他们慢慢学会反思，学会合理评估自己的能力，学会客观全面地认识自我。

（三）改进优化

建构主义认为，学生不是空着脑袋进课堂，学生的生长要建构在已有知识的基础上。我们不光要让学生在已有认知上进行拓展延伸，也要引导学生发现自己的优势和劣势，明晰改进方向。小黄同学的生命生长，正是基于 APP 的评价可视、生长可视，在动态的数据中发现自己的进步，在趣味化的评价中反思不足，从而促进自身的全面发展。

教育改革要适应时代发展趋势，我们将数据化新型评价方式应用到教育教学中，直观的数据为教师、家长的教育提供了方向，也为学生的学习提供了指导。在一个多学期的生长历程评价中，我们看到小黄在学力生长上始终领先，更看到他在生命生长板块上的进步。作为低年级学生，小黄的生长还有许多不足，因此在后续教育中，我们也会注重小黄其他方面的生长，帮助其成为一名勤思、善研、智慧生长的现代公民。

案例 2：

生命生长可视化，德育评价新创举

——生长文化视域下学生学力生长教育管理案例

孙芹红

教育评价跟随着每个学生生长的历程。我们的教育需要审视，在审视中进行有效评价，在评价中再度审视、评价，才能真正促进学生全面发展。在大数据时代，教育评价有了更多元的思考和更多的工具选择。下面我将聚焦于海城小学学生生长评价系统的学力生长评价模块，分析学生个体案例。

一、对象与归因

（一）研究对象

小何同学是一个漂亮可爱的小女孩，她有一双会说话的大眼睛。她性格文静，心思细腻，能歌善舞，学习上认真刻苦，素质发展比较全面，成绩非常优秀，在学校深受老师和同学喜爱，在家被父母视为掌上明珠。该生具有以下特点：

1. 优点

在行为方面：韧性强，认真刻苦，不偷懒不敷衍，遇到困难不气馁，能够尽自己最大努力去完成父母或老师交代的每一件事情。

在性格方面：性格文静，乖巧听话，心思细腻，对自己要求严格。

2. 缺点

在行为方面：有时候因为过于追求完美，给自己太大压力，钻牛角尖。

在性格方面：性格敏感，不善与人沟通，害怕陌生环境，社会实践能力较差，虽然各科教师都采用了激励性的评价和奖惩措施，但对她来说作用不是很明显。

（二）问题分析

1. 背景分析

小何家长重视教育，对孩子教育问题有独到见解，对小何未来发展已有细致规划。他们根据小何具体情况进行严格管教，小何性格文静，不敢反抗父母的任何意见。据小何母亲介绍，小何父亲工作很忙，和孩子相处时间较少，平时主要由她教育孩子；小何在幼儿园阶段因为害怕陌生环境，不敢和同学交流，也不喜欢运动。

2. 方法分析

（1）关注学习习惯，忽略生命生长评价

小学是学生一生学习的地基，可以说学生的知识大厦能够有多高、多牢固，就看小学学习情况。对于小学生来说，养成良好的学习习惯是关键，可受益终生。在日常教学中，教师根据学科特点评价学生学习习惯，及时进行奖励，但对学生的社会实践能力关注不够，这导致评价和奖励缺乏引导性。教师更关注自己的学科，各学科没有统一的评价标准，因此在孩子的评价系统中形成了点状凸起的情况，其中学历生长最为突出，而生命实践板块较为薄弱。

（2）生长点缺乏个性化，无法聚焦生命生长

传统的学生评价范式，多重视过程而忽略过程，具有较强的主观性，比如学生今天上课表现好了，老师就奖励学生操行贴，但是没有具体的操行指示说明，学生并不知道自己为什么能够拿到操行贴，只是单纯地觉得自己表现好，所以得到奖励。这方面还存在的一个问题是，每个老师的奖励标准不一样。总体来看，原有的奖励机制依旧缺乏科学的教育依据和指导，教师的关注点是零散片面的，无法聚焦个体生命的生长。

（3）没能准确找到学生的最近发展区

在日常教学中，一个教师面对的学生数量庞大，注意力更多的是在班级的整体情况上。日常的班级纪律、卫生、两操、路队评比等活动占据班主任大量的时间精力，教师的注意力也因此更多的落在班级的整体上，更多的教育方法是在避免学生犯错而非挖掘学生潜能上。这教师没有办法对每个学生进行全面细致的分析，并且找到适合学生个体的最近发展区。对于该生的情况学历生长突出，生长实践薄弱，教师应该做的

是找到最适合该生的最近发展区即弥补生长实践板块的短板，促进孩子全面生长。

二、措施与效果

如何改变单一、传统的评价方式，促进其在生命力的生长呢？海城小学融合学习科学理论和云端技术，与阿里巴巴合作开发了海城生长评价系统，旨在将评价任务化、趣味化、游戏化、可视化、数据化和激励化。学生通过校内、校外表现获得能量，在收取能量的过程中小树逐渐变大。通过评价标准、评价理念和评价方式的转变，借助评价 APP 中的数据结果发现孩子在学力维度有了长远的进步。

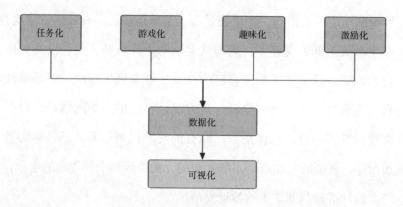

图 3-10　海城小学多元评价方法

（一）评价成效明显可见

海城小学在评价中融入信息技术，变评价为"植树任务"，将学生的行为转化成小树苗的生长养分，最大限度地开发了何同学的生命生长潜力。教师根据学生具体表现给予学生操行贴，学生以此兑换小树苗的生长能量。想获得生长能量，学生就要在校内外约束自己的行为，自发寻找自己的生长能量。通过兑换能量的方式激发学生的生长内驱力，从"要我生长"转化到"我要生长"，使学生成为自己小树苗的真正主人，进而伴随小树苗一起生长。跟踪一段时间后，我们发现，其正向影响非常大，效果确实较好。

表 3-2　学生生长数值统计表

时间	个人生长总数值	生命维度数值	生命力值占总值比
2019 年 10 月	3254	6	0.19%
2019 年 11 月	1542	10	0.65%
2019 年 12 月	1171	28	2.39%
2020 年 1 月	274	0	0.00%
2020 年 2 月	35	0	0.00%
2020 年 3 月	87	28	32.18%

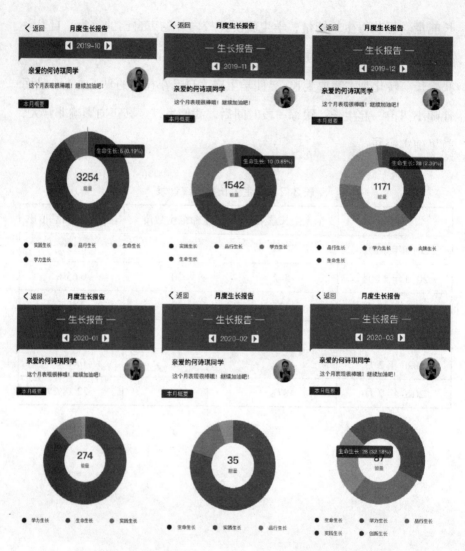

图 3-11　2019 年 10 月—2020 年 3 月学生月度生长报告

以上数据呈现了学生 2019 年 10 月至 2020 年 3 月生长能量总值、生命生长维度数值及生命力维度数值占能量总值的比例。通过比较学生生命力维度数值及生命力维度数值占能量总值的比例，我们发现学生的生命力维度数值不断增加，且生命力维度维度数值占学生总值的比重在增加（2020年1-2寒假），生命力维度的数值从2019年10月的6分，陆陆续续生长到2020年3月份的28分，生命力维度数值占能量总值的比例也从2019年10月的0.19%，生长到2020年3月份的32.18%，说明以生命力为孩子的生长点，正在逐步实现其不断发展。

（二）干预措施分析

1. 激发学生内驱力，形成自我生长的动力

通过APP中的种植小树苗活动最大化地激发学生生长的内驱力，并以此形成自我生长的源动力。在传统教育模式中，教师占据主导地位，学生被动听从教师的安排，进步的方向和速度都非常有限。而APP中的种植小树苗活动，让学生体验到了成就感。学生以此激励自己获取小树苗的生长能量，从而转化到自己的日常行为中去，自发生长。

2. 通过班级活动暖化学生，爱上生命生长

该生性格内向，不愿意和同学们交流，存在过度依赖母亲的问题。这是由于她内心缺乏安全感，且不知道如何交朋友导致的。作为班主任，我常常夸奖她的优点，鼓励同学们和她交朋友，帮助她打开心扉；建议她和妈妈一起参加班级、学校活动，融入班集体中，如学校组织的四大生长节、"勿忘国耻 爱我中华"国旗下演讲，以及班级组织的西湾红树林户外亲子游、大树生态农场亲子农家乐等活动。

在集体活动中，她感受到了老师和同学们的热情，渐渐地愿意和同学们交流，有了要好的伙伴，在老师面前也愈发自信，在课堂上积极举手回答问题。

3. 寻找学生生长亮点，展现自我生命力

我们学校有着非常丰富的第二课堂活动，鉴于何同学外形出色，我

推荐她加入学校舞蹈队进行舞蹈训练。现代舞之母邓肯说:"最自由的躯体蕴藏着最高的智慧。"舞蹈是通过形体动作和肢体语言来表达思想情感,进行"心智交流"的一门艺术。舞蹈不仅需要舞者肢体的全方位运动与协调,也需要其情感的充分调动与良好表达,同时综合运用视觉、听觉、触觉等感觉。舞蹈队为何同学锻炼性格提供了平台,各种登台演出活动,不仅增加了孩子自信心,更增强了孩子的团队意识。她在一次又一次表演中绽放出生命的魅力。

三、改进优化

生命力塑造是海城小学育人工作的重点,是学生态度养成、能力发展和综合素质的体现。学校举办了丰富多彩的社团活动、演讲比赛等,使学生的竞争意识、合作意识、研究能力、沟通能力得到进一步提高,也通过各种活动感悟、评价激励提升了学生的个人综合素养。学校的生长教育可视化评价系统,实现了不同学科、不同项目的差别化评价,极大地激发了学生的主体积极性,是促进学生全面发展的有效途径。

案例3:

关照生命,助力成长

——生长文化视域下学生生命生长教育管理案例

李 庆

热播剧《小舍得》,因暴露出学区房、辅导班、成绩与名次等敏感问题而频霸热搜榜。剧中三个家庭的特点非常突出,一号家庭父母过度焦虑、二号家庭过于"佛系"、三号家庭经济条件不好但望女成凤。三个不一样的家庭,培养出了三个被负面情绪缠身的孩子。最终,一个孩子精神分裂，一个孩子崩溃轻生，一个孩子自卑抑郁。

作为一个教育工作者，我不禁陷入思考：今天的教育应该给孩子怎样的引导和关注？对于学习压力给孩子带来的生命生长、心理健康等方面的负面影响，学校和家长必须给予重视。对此，学校生长教育可视化评价系统设置了"生命生长"这一板块，帮助孩子关照自己的生命体验和生命感受，培养健全的人格和生命个体。"生命生长"板块的具体能量来源如下图所示：

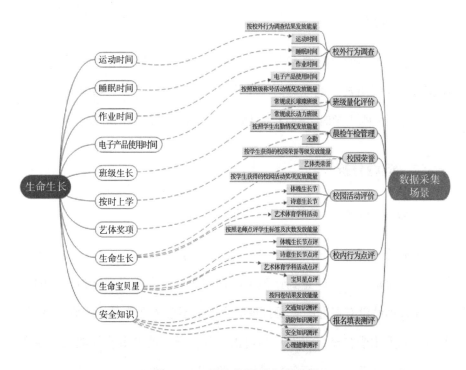

图 3-12　学生数据采集分布图

一、研究对象

小诚，一个表面迷糊但心思细腻的小男孩，谈吐比同龄小朋友稍显成熟，时常说出惊人之语。他头脑聪明，成绩优秀，活泼好动，自控能力较差。

（一）优点

小诚心思细腻，能敏锐地捕捉老师、同学的情绪和传达的信息。表达能力较强，能够清楚地表明自己的想法。他聪明，反应快，在课堂上思考问题时表现得尤其明显。

（二）缺点

小诚有明显的讨好型人格表现，说话会"灵活"处理，谁都不得罪，在面对老师时更甚。他注意力不集中，上课时小动作多，容易沉浸在自己的世界中。刚入学时，他行为习惯较差，不会整理自己的衣着和物品。

二、问题分析

（一）父母缺位，家庭教育忽视生命生长

小诚在小学入学前一直生活在四川老家，由爷爷抚养长大。老人家在日常生活中，只注意到让孩子吃饱穿暖，没有关注到行为习惯的培养，导致小诚没有很好的生活自理能力，如不会整理学习、生活物品等。再加上老人溺爱孩子，小诚从小自由生长，导致他做事非常随性，注意力不集中，缺乏持之以恒的精神。这些问题在小诚甫一入学时便显露了出来。

小诚细腻的心思和"灵活"的语言，也是由于生活环境的影响。在一年级入学之前，小诚很少见到父母，这种情感缺失使孩子非常缺乏安全感，甚至于通过咬衣服这样的行为来排解内心的焦虑情绪。另外，小

诚"察言观色"的技能，"左右逢源"的语言，大概也是因为想要得到父母的关注，而形成的习惯。

（二）即时评价效果短暂，且难以调动学生的内在驱动力

在孩子的学习、生活中，即时评价贯穿课堂教学始终。即时评价是对孩子当下行为的肯定或指导，有一定的教育意义。但正是它的"即时性"，决定了它的效果大部分停留在当下，很难有长时间的作用。也就是说，对孩子当下某种行为有一定指导意义，但对孩子未来发展作用不大。

另一方面，即时评价针对性强，但方向不够明确。比如我们要塑造学生的某一行为，这是一个长期过程，需要其中的每一个步骤都指向目标的达成，包括评价。即时评价很难有这样的方向性和指引性，所以我们需要另外的评价措施来辅助目标的达成。

三、效果与措施

（一）数据分析

为了让评价既有即时性、针对性，又有指向目标的方向性和长效性，海城小学利用生长评价系统，将每一次的即时评价转变为数据，再变成学生可以自己获取的能量，用以浇灌小树苗。摘取能量的过程，是学生对自己积极行为的回忆和强化，再次鼓励学生向目标前进，获取更多的能量。在这一过程中，学生为获得能量而做出的积极行为，逐渐内化为其行为准则。我们的教育目标也随之达成。

下表反映了小诚同学自 2020 年 10 月至 2021 年 4 月的生命生长数值变化。

表 3-3　学生生命生长数值统计表

时间	个人生命生长数值	生长情况
2020 年 10 月	60	晨检午检、班级量化点评
2020 年 11 月	40	班级量化点评
2020 年 12 月	51	晨检午检、班级量化点评、每周问卷、校内行为点评
2021 年 1 月	5	每周问卷、校内行为点评
2021 年 2 月	4	每周问卷
2021 年 3 月	18	每周问卷、校内行为点评
2021 年 4 月	150	每周问卷、班级量化点评、校内行为点评

可以看出，最初小诚同学的生命生长数值主要来源于晨检午检（即本月全勤）和班级量化评比（分数和班集体表现挂钩）。后来校内行为点评慢慢成了生长数值中的重要部分，这完全是由小诚个人表现来获得的，小诚在校表现逐渐进步。我们分别看一下小诚 2020 年 12 月、2021 年 3 月、2021 年 4 月的生命生长数据。

2020 年 12 月，小诚总能量值 191，其中生命生长值为 51，占 26.7%；2021 年 4 月，小诚总能量值 358，其中生命生长值为 150，占 41.9%。

随着生命生长数值的增高，小诚的学力生长值和实践生长值也在逐渐升高，总能量排名也在班级中前进了十多名。从在家在校表现来看，小诚取得了令老师、父母欣慰的进步。

（二）有效措施

1. 采用多元评价，让评价有的放矢

一年级学生注意力集中的时间不长是生理上就决定的，所以这不是小诚个人的问题，而是一年级普遍存在的现象。解决这个问题，首先需要从老师出发，让课堂更加生动活泼、引人入胜，其次要从学生出发，用各种方法鼓励孩子更多地参与课堂。

参考生长评价系统的行为点评分类，我采取用多元评价的方式来进行即时评价。在 APP 的行为点评中有一些细小的评价类别，如遵守纪律、注意力集中、团队合作、举手答问、积极思考、朗诵规范、课桌干净等等。在课堂中，我也运用这样具体细化的语言来对学生进行评价。之后再统计对学生评价的情况，并且在 APP 相对应的类别加上能量。课堂上用具体到行为的语言评价学生，能够让学生清楚地了解到，自己在哪些方面做得好，对学生有引导作用。而后学生在收取这些类别的能量时，能够在脑海中再次强化自己的正确行为，从而增加此类行为发生的次数，逐渐内化为学生自己的行为。

小诚刚入学时课堂上最大的问题就在于上课时经常发呆、玩铅笔橡皮等，不容易进入课堂状态，当然也很少举手答问。于是我在上课时会特别注意到他的听课状态，当他有积极的改变时，我会立刻捕捉到并给予及时的表扬，下课后会奖励他相应的操行贴。让他明白自己做了什么事而得到表扬，比表扬他更为重要。慢慢地，小诚的课堂参与度越来越高，不仅解决了上课注意力集中的问题，还调动了他学习的兴趣和动力，增加了学历生长的数值。

2. 联合家庭力量，关注生命生长

对于小诚来说，他的行为习惯、心理状态方面的问题比课堂上的学习问题更为严重，这需要家长来配合老师改善孩子的内心状态。

和小诚父母沟通后，我们了解到，从小留守的他刚来深圳进入小学时非常不适应。生活环境的改变、对于父母的陌生感，都让孩子十分焦虑。加上孩子在幼儿时期几乎没有阅读行为，且说话带有乡音，学习很吃力，这让孩子和父母都非常难受，还影响到孩子的心理状态，出现了上课时发呆、开小差的状况。为了让孩子尽快适应小学生活，小诚爸爸辞掉工作，在家全心全意地辅导孩子。我也经常和小诚父母交流，及时了解孩子的学习状态，并且给出一些建议。

除了电话访问，我还通过海城生长评价 APP 中的问卷调查来了解孩子的学习状态。软件中的校外行为调查问卷需要家长填写，内容包括运动时间、睡眠时间、作业时间、电子产品使用时间等。通过这些数据，我大概了解了孩子在家的学习状态。并且，系统也会将这些数据折合成相应的能量，加在学生的小树苗中。

一段时间后，我从数据中发现小诚每天的作业时间在逐渐减少，运动时间、睡眠时间逐渐增多。这说明，孩子已经跟上了一年级的学习节奏，内心的焦虑不安在慢慢减弱了。与小诚妈妈沟通后，我还了解到，小诚开始对自己的生活有了规划，时间观念和独立能力越来越强，每一个改变都让老师和父母感到欣喜不已。

可视化软件，记录了孩子成长的每一步，让进步看得见，让目标不再遥远；让孩子在成长路上一边浇水一边收获，让成长之路芳香四溢，动力永存。

第四章 "品行生长"可视化研究与应用

党的十九大报告指出："要全面贯彻党的教育方针，落实立德树人的根本任务。"著名教育家叶圣陶先生说："教育往简单来说，就是要让学生养成良好的习惯。"可见，对学生内在品行的培养，远比知识和技能的学习更加重要。特别是对于小学生而言，从小打下良好基础，形成正确的价值理念，才能成为国家的栋梁之材。因此，塑造学生良好的行为习惯，促进学生品行的生长，是学校的重点工作。

品行生长评价的可视化处理，既是对学生品行的及时反馈，又是学生生长历程的记录和纠偏的依据，更是学生认识自我、科学规划未来的有效工具。过程性、动态化的呈现赋予了评价生命，也激发了学生的内驱力。

第一节 "品行生长"的基本内涵

当下，我国进入了新时代，面临新的机遇和挑战，对人的思想品德和行为习惯也提出了更高的要求。对于青少年来说，优良的品性和良好的习惯将为他们的人生发展奠定丰富的底色。在海城，我们将信息技术与品行评价相结合，量化及记录学生品行，并可视化呈现，这种体验式、直观化的德育管理，既方便学生读取个人生长状况，也让他们见贤思齐，在一个个具体的品行形成情境中，主动养成各种良好习惯，从而升华品格意志和道德情操。

一、目的与意义：落实立德树人的根本任务

少年儿童是祖国的未来，是中国可持续发展的不竭动力。海城小学认真贯彻党的教育方针，落实学校教育"立德树人"的根本任务，坚持以德育人、以文化人的教育思路是契合当前国家发展要求的。

（一）"德"是学生面向未来发展的必备品格

立德树人，根本在于树人，并且通过立德来树人，这是适应时代需求的培养目标，更是适合国家人才培养的路径规划，说明道德在人的发展中具有重要的价值和突出的地位。"德"是学生的必备品格，也是立德树人的基本内涵。苏霍姆林斯基认为："培养全面发展的、和谐的个性的过程就在于：教育者在关心人的每一个方面、特征的完善的同时，任何时候也不要忽略人的所有各个方面和特征的和谐，都是由某种主导的、首要的东西所决定的，在这个和谐里起决定作用的、主导的成分是道德。"习近平总书记把立德树人、培养和践行社会主义核心价值观摆在非常重要的位置，并在不同层面上强调要扣好人生第一颗扣子，即塑造学生的灵魂。这些都深刻又生动地阐明了立德可以树人的道理。

（二）"德"是学生面向未来发展的关键能力

立德树人是具有中国特色的育人模式，其核心是育人，也就是培养德智体美劳全面发展的人，使学生成为适应终身发展和社会发展的人。

这不仅需要必备品格，还需要有关键能力。品格是对能力进行价值判断、价值定位和价值滋养，能力的提升离不开品格的涵养，品格的锻造也需要能力的支撑。必备品格与关键能力就是一对统一体，相辅相成，双线推进，才让"培养德智体美劳全面发展的社会主义建设者和接班人"这一育人目标得以有效落实，使我们的教育向全人教育迈进。

"德"是学生未来发展的必备品格与关键能力，核心素养引领下的道德价值再认识，具有中国特色和中国智慧，将会促进学生必备品格与关键能力的提升，促进学生核心素养的发展。

二、原则与方法：落实全面育人的教育理念

海城小学以全面育人教育理念为指导，以培养什么样的人和怎么培养人两个重点问题为导向，把品格塑造放在育人首位，紧扣时代发展需求。但是品格塑造是看不见、摸不着的，不像关键能力培养那样能立竿见影、短期见效，它是一个漫长的培养过程，需要遵循如下原则：

（一）目标性原则

确定育人目标是我们的首要任务，教育方案的实施过程及预期效果都需要育人目标的指引，育人目标对全面教育具有整合和支配作用，指向了培养什么样的人这个教育首要问题。在传统育人模式下，教师更关注知识与技能等目标，也就是以能力培养为重点，无形中将必备品格目标边缘化。因此，想要明确方向，必须在育人目标层面做出改进和调整，重塑基于核心素养"视界"的育人目标。当我们把育人目标聚焦到一个完整的"人"、关注必备品格的养成时，才真正将精神价值、必备品格等纳入育人目标框架之中。

（二）涵养性原则

必备品格的塑造拒绝直接灌输、讲解的方式，应借助于情境、事件、场域等多元的媒介，施以"润物无声"式的浸润影响，方可收到"潜移默化"般的育人效果。这说明其一要提供真实的场景，让学生能从中体验、感悟与发展；其二要持有"每颗种子都有不同花期"的教育慢思想，等待每朵花自然盛开，给予时间的保障；其三就是要保护好每位学生的真实情感，让其顺应教育规律自由生长。现实世界是教育得以不断持续发展的源泉与土壤，学生通过多元化的、生活化的素材深度卷入生长中，可以改变学生人生观、价值观和世界观，促进品格涵养过程的生成。必备品格的涵养，必须让学生从幽暗封闭的窒闷氛围中走出来，走向敞亮开放的新天地，让学生在曼妙的学习生活之旅中少一些耳提面命的疲劳，多一些温暖而美好的纯真记忆。

（三）导向性原则

当下的教育评价有一种不好的倾向：重结果评价，轻过程、情感体验的评价；重学业评价，轻综合素养评价；重被动评价，轻主动评价，造成一定程度上教育评价方式的偏向学业的依赖。因此，追寻必备品格的教育评价必须改变原有狭隘、功利的教育评价，建构人文性、多元化的教育评价体系。首先，要在能力提升的基础上深度探掘必备品格涉入价值，关注学生在生长过程中知识、情感、行为的整体变化，将教育评价内容的外延拓展开来；其次，要关注学生在生长过程中生成的"增值"效应，即，要将"人"——学生纳入评价主体，重视学生的自主评价。只有建构人文性的教育评价体系，才能有效地为育人导向、护航，让教育真在行走在健康向上、可持续发展的跑道上。

三、监控与评价：落实生长可见的设计思想

（一）完善架构，细化品行评价指标

基于社会主义核心价值观，结合学生的日常学习和生活，通过顶层设计，挖掘行为养成与品格培育的内在关联，建立包含"公民意识、课堂行为、日常操行、德育奖项"等领域的学校德育工作体系，将品行教育纳入教育教学全过程。在"培养智慧生长的现代公民"的目标引领下，明确了学生生长过程中的各种角色与品格教育之间的内在关联，关注学生在学校、家庭和社会中的品行养成，将品格教育渗入学生日常生活。学校根据学生的校内外学习和生活规律，细化品格评价指标，以品导行、以行塑品。在此基础上，通过对具体行为的赋值，量化品格评价结果。教师和家长依据具体指标，完成每月一次的学生评价，生成学生品行发展阶段报告；班主任老师定期将教师、家长、学生的评价结果录入"学生生长评价系统"，每学期期末生成学生品格发展综合报告，以可视化的数据呈现学生的品行评价结果。

（二）开发平台，记录学生生长历程

为满足学生品行评价的可视化、任务化和数据化，学校利用"学生生长评价系统"，对学生的学习活动和行为表现进行过程性的数据采集与分析，记录学生生长点滴。同时，学校充分利用校园空间，开发"宝贝星展示台"与"宝贝星荣誉墙"，发挥榜样的激励作用，将品行养成融入学生的学习生活，让更多的学生关注良好品行的养成。学校主要遵循以下三个理念开发品行评价与展示平台：

按需设计——根据教育教学活动或班级建设需要自设评价点。以评

价点设置为例：针对课堂教学，设计"遵守纪律、乐于合作、积极交流"等评价点；针对各类主题综合活动，制定"文明有序、互帮互助、积极参与、优秀导师"等评价指标。

以评促长——充分发挥评价的激励、改进、诊断功能，在评价报告中，不仅看到学生在不同时间段的生长情况，还可以看到与班级平均值的对比情况，既看到问题，也针对问题明确学生品行提升的具体方法，为学生品行养成指明方向。

多方协同——将评价与学校生长平台整合在一起，自动生成学生每月、学期评价报告，方便班主任、各学科教师和学生家长了解学生的发展动态，积极参与到学生的品行教育之中，多方促进学生品行发展。

小小的积分，魅力无限，涵养着学生的品行和素养。学校不断拓宽思路，细化、实化各项评比，给予学生更为广阔的展示舞台，量身定制的评价体系，给每个学生"开花"的机会。每一个学生的生长，都需要我们用心引导，将无形变为有形，给学生美好的童年留下美丽的印迹。"学生生长评价系统"能够让孩子们自觉养成良好的学习习惯、行为习惯。这里记录的、储存的不仅仅是良好的行为、出色的成绩，更是满满的童年回忆。

第二节 "品行生长"的实践运用

品行，是人的道德素质的核心，决定了这个人回应人生处境的模式。因此在品行教育中，学校要以培养国家未来发展的建设者、接班人为目标，要以学生的学习需求、成长需要、生活体验、品行养成为基础，让学生认识自我、发展自我、挑战自我、完善自我、成就自我。

大数据时代的到来为学生品行的培养提供了新路径，信息技术与教育教学的深度融合为学生思想道德品质的培养提供了有力支持。海城小学将学生的生长历程用数据和能量直观地呈现出来，不仅促进了学生良好品行的形成，也激发了学生的生长内驱力。

一、整体框架

品行生长是看不见、摸不着，且难以量化的，那么在小学阶段该塑造学生哪些品行呢？我们首先要解决的问题是什么？如何采集有效数据进行品行量化和评价？我们要评什么？又该怎么评？

我们选取了一些与学生品行生长相关性较高的评价指标，具体包括：学生参加德育类活动获得的荣誉，如优秀少先队员、优秀班干部；参加义工活动的时间累积，这是学生助人为乐品格的重要指标；课堂行为指标，遵守纪律、积极发言、善于合作、独立思考等都是学生品行的评价点；遵守学校规章制度，如按时到校、不追逐打闹、拾金不昧等日常行为评价也是能量的来源；班级常规评比的量化还能反过来为学生赋值。在这些二级指标基础上细分三级指标，形成数据采集点，然后根据相关标准给行为赋值，课堂上表现突出可以获得 1 个能量，作业完成优秀可以获得 1 个能量，助人为乐、勤于班务可以获得 2 个能量，这些都是学生积累品行数据的来源，具体的能量来源可见参考下图：

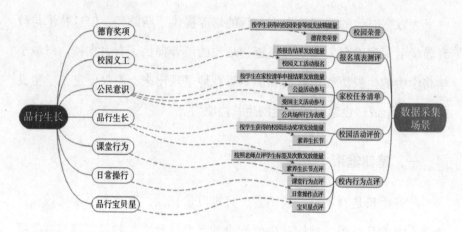

图 4-1　学生数据采集分布图

二、实施路径

整体评价框架搭建好之后，该如何采集数据并进行关联分析呢？这就涉及数据采集场景、数据采集方式、数据分析系统三个方面。

首先是数据采集场景，包括校园荣誉、填表测评、家校任务清单、校园活动评价、校内行为点评、课堂评价系统等一系列采集场景。例如学生在课堂上能积极发言、遵守纪律、独立思考，在课堂评价系统中便可以直接给学生赋予能量，及时给评价；在学校的各种活动中能积极思考、善于合作，并成为小导师。

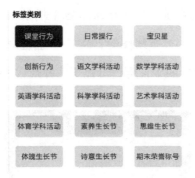

图 4-2　数据采集场景

　　其次是数据采集方式，例如优秀少先队员、优秀班干部、生长璀璨奖等荣誉可以通过校园荣誉获得，义工活动、校园小导师等数据可根据填报相关问卷或表单收集而得；课堂表现和作业完成情况等可以通过课堂评价系统现场生成，隶属于各类活动评价模块。

课堂行为　　　　　　　　　　　　　**日常操行**

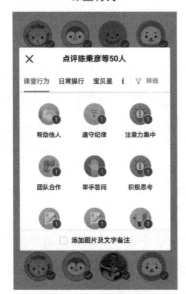
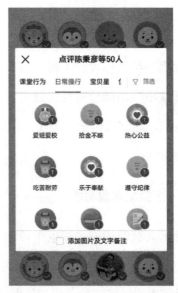

图 4-3　数据采集方式

　　第三是数据分析系统，分类记录从各个场景采集的数据，并生成雷达图、饼状图、柱形图或折线图等，支持学生查询生长能量，了解生长能量收获详情，将学生的生长历程可视化，并形成相关的分析报告。

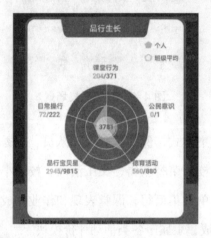

图 4-4　数据分析

三、结果呈现

　　数据是结果呈现的关键，那么枯燥的数据怎样才能引起学生的关注呢？海城小学用能量树替代数据，直观呈现数据分析结果，更符合儿童生长特点，能够吸引学生关注，而且不同的结果呈现方式便于学生查询、分析和总结。

（一）能量来源明细

　　数据来源明细能在学生生长评价系统中逐一找到，并清晰地显示在列表中，不仅方便数据溯源，也使得每个数据在品行生长板块的占比、分布是可查询、可见的，便于学生诊断及改进自己的行为。

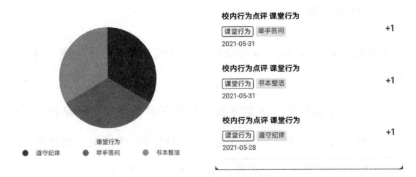

图 4-5　能量来源明细

（二）月度素养报告

柴形图、饼状图等图表简要地呈现了学生每个月份的能量情况，并对比本月、上月及班级平均数据，最后根据数据分析给出提示，鼓励学生不断生长。当然，这些数据也会呈现在列表中。

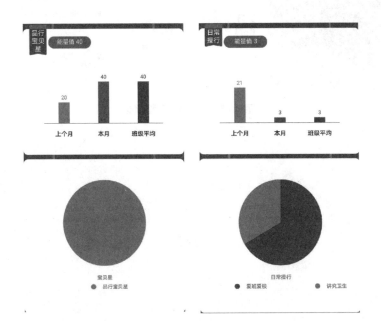

图 4-6　月度素养报告

（三）学期素养报告

学期报告是月度报告的升级版，包含有雷达图、饼状图、柱形图、折线图及复合统计图等图表，呈现学生每个学期的能量情况。例如，饼状图分析通过校园荣誉、填表测评、家校任务清单、校园活动评价、校内行为点评、课堂评价系统等数据采集模块的总体情况，根据数据的比对将会产生一些温馨的提示语言，引导学生正向生长。

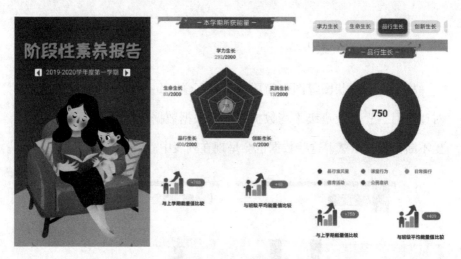

图 4-7　阶段性素养报告

第三节 "品行生长"案例分析

案例4：

品行评价可视化，素养生长个性化
——生长文化视域下学生品行生长教育管理案例
余雨思

伴随时代进步，学生的校内外"生长旅程"也在变化。颗粒化的触媒体验、线上教育教学的跨时空属性，也加剧了"生长旅程"的嬗变。另一方面，教育教学工作中，教师往往聚焦于共性教学，难以高效找到个体短板。

我校以"生长教育可视化评价系统的开发与应用研究"为主题开展了一系列试验与研究，大大提高了老师教育教学效率，通过生长数据模型，洞察个体短板，从而针对性辅导改善。在此，我聚焦评价系统的品行生长评价模块，跟踪与分析学生个体案例。

一、研究对象

小郭同学，性格活泼开朗，待人热情；在学习上机智聪明、思维灵活，有主见，对事情有自己的看法。但意志品质较弱，做事虎头蛇尾，较为贪玩，自制力及自我约束能力较弱。

（一）优点

小郭同学为人热情，班上有需要帮助的同学，他总愿意伸出援助之手，活泼开朗的性格让他拥有一群好朋友。灵活的思维让他懂得举一反三，迁移能力强，在遇到问题时也敢于大胆提问，主动寻求帮助。

（二）缺点

但小郭同学意志品质较弱，自制力较差，做事情常常是一时兴起，在课堂上容易分心，作业情况常常时好时坏，无法做到持之以恒，在学习方面缺乏耐心。此外，小郭同学自我意识较强，自我约束能力较弱，常有扰乱课堂秩序的行为。

综上所述，小郭同学虽然有开朗、待人热情方面，但在意志品质、品行方面也存在一定的问题，导致听课状态、学习情况以及学生个人生长情况受到一定的影响。在教育过程中，各科老师采用了奖惩机制，但在他身上效果并不明显。

二、问题分析

（一）缺乏家庭引导，无法形成家校合力

小郭同学父母学历高，家庭经济条件优越，但父母双方工作较忙，加之家中有就读高年级的哥哥，虽重视孩子的教育问题，却无法全身心地陪伴孩子成长，与孩子相处时间较少。自从上学以来，小郭同学都在辅导班完成作业，父母对其学习方面关注不够，对行为习惯的养成也不够注重，导致学生在校孩子习惯起伏不定，自我约束能力不足，易分心，上课喜欢做小动作，影响其他同学学习。

（二）缺乏过程性评价，无法养成良好习惯

在教学过程中，老师们会通过奖惩机制引导孩子正向参与课堂学习，针对小郭同学的易分心、作业质量不高、会影响其他同学等不良习惯，

各科老师也会在课堂教学中进行点评和鼓励，例如学科老师会通过课堂表现、作业状况发放小红花，再根据积攒的小红花兑换相应的小奖品，以此来激励学生养成良好品行。

开学伊始，贴纸能在一定程度上激励小郭同学，但很快他就对此类奖惩免疫了。一则家庭条件优越，他不缺乏礼物，老师们的奖励不能吸引其兴趣；二则他无法通过一个个的小红花发现自己在哪一方面有所进步、哪一方面有所不足，老师们的奖励只能让他知道，自己近日表现不错，但具体好在哪里，哪些方面还需改进，孩子无从得知。

此类终结型评价只让学生注意到结果，无法看到过程，因此在学生品行生长过程中，无法起到指导学生生长的作用。

（三）缺乏针对性激励，无法找准学生生长点

此前，在班级教育教学中，教师更注重班级的共性问题，对学生的激励表扬、批评指正局限于班上存在的共性问题，没有注意到学生的个性问题。虽然能在一定程度上影响学生，但对于自省能力不足的学生效果并不明显，尤其是小郭同学，他并不能及时发现自己的不足，也无法找到自己的优势。可见，缺乏针对性的教育导致学生无法找到自身闪光点，也降低了学生的自我效能感，使得品行养成效果下降。

三、效果与措施

为了提高评价对学生品行生长的效果，海城小学基于信息技术，围绕可视化开展研究，将信息技术及评价深度融合，以独特的评价方式促进学生生长。

（一）数据分析

为了提高小郭同学品行，提升其自省能力，发现自身的优势及不足，我采用任务化、游戏化的评价方式，激励学生主动生长。在生长评价系统中，借助"植树任务"驱动学生努力表现，养成良好行为习惯，以此获得能量，帮助自己的树苗茁壮成长。

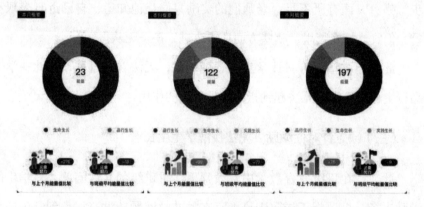

图4-8　2020年2月、3月、4月生长评价系统总能量对比图

如图4-8所示，小郭同学生长能量值逐渐提高，2月份品行生长值占总生长值25.08%；3月份品行生长值占总生长值73.77%；7月份品行生长值占总生长值的79.7%。可以看出，小郭同学的品行生长比重日益增加，且总生长能量也在缓步上升。

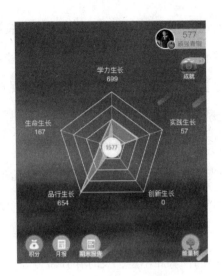

图 4-9　2020 年 7 月生长评价系统学生生长园

如图 4-9 所示，截至 2020 年 7 月，小郭同学的生长总能量值及生命生长、学历生长、实践生长、品行生长能量值均有所增加，品行生长占总生长的 41.47%。

（二）有效措施

1. 让学生成为生长的主人

在学生生长评价系统中，生长历程分为五大模块，每个模块中也有细致划分，例如将课堂行为细分为注意力集中、积极思考、遵守纪律等项目，这样的评价设定，让评价在学生的生长过程中留痕，帮助学生提高自省能力，及时、直观地发现自己的优势与不足，以此不断补齐短板。

生长评价系统借助采摘能量这一形式，让学生通过收取能量去观察自身生长情况，其过程让小郭同学学会主动反思，掌握生长的"秘诀"。可视化的评价让小郭同学更有动力，更加主动地达成任务目标，促进自身品行生长。随着内驱力不断提高，小郭同学在课堂上的表现也渐入佳境，作业完成质量，其质量也在不断提高，逐步养成良好的行为习惯。

2. 从终结型评价向过程型评价转变

生长评价系统让学生生长可见，不仅为学生发现自己生长历程提供便利，也为科任老师发现学生闪光点、不足之处提供了科学依据。作为班主任，也能在生长评价系统中更全面地了解学生。

由于小郭同学是低年段学生，仍处于直观思维阶段，因此可视化的评价给予其最直观的感知。每月月末，我会和小郭同学一起分析他的成长状况，结合数据分析其进步及不足，让评价落在学生生长过程中；小郭同学得以发现自己的优势和不足，及时补齐短板。

作为班主任，我联合其他学科老师，针对孩子各学科的表现状态，给予针对性指导，在一次次可视化分析中推动学生转变，帮助其养成良好品行习惯。经过长期坚持，小郭同学提高了自我约束能力。

（三）改进优化

中国学生发展核心素养分为文化基础、自主发展、社会参与三个方面。良好品行是学生自主发展的基础，也是教育工作的重中之重。海城小学学生生长评价系统让评价可视、让生长可视，学生的生长不再是每学年结束时老师寥寥数语的点评，而是教学过程中动态的数据、有迹可循的生长变化。小郭同学正是在生长评价系统中发现了自己的不足之处，以此提高自我效能感，努力地跳起来，触及生长的果实。

以数据为依托的评价方式，让家长、教师发现学生的动态成长，也为家长、老师指明教育方向，更有针对性地引导孩子良性生长。

在小郭同学的生长历程中，我们可以看到他的努力，也能看到他的反复，数据的直观呈现如同一把标尺，时时刻刻提醒我们关注学生的生长情况。经过一学期的努力，小郭同学品行得到有效生长，在后续教育过程中，我将会针对其他生长板块，引导小郭同学全面发展，使其品行、实践、学力、创新、生命等方面齐头并进。

案例5：

评价可见，促进品行生长内驱动

——生长文化视域下学生品行生长教育管理案例

李 庆

教育评价作为教育过程中一种具有巨大参考意义的反馈机制，越来越多地得到了教育界人士的关注。从结果性评价到过程性评价，老师们正在逐渐把教育评价放到教育这个动态的过程中来，不仅发挥其评价功能，更为其增添了导向功能和激励功能。为了最大化地利用教育评价的激励功能，海城小学依托学生生长评价系统，对学生的每一次评价进行记录，并转化为“看得见、摸得着”的成果，为学生提供生长能量。

一、对象与归因

（一）研究对象

小李同学是一名性格内敛、举止稳重、个子较高的三年级学生。在班级中，成绩处于中上游，交际圈不大，但有固定且亲密的朋友。

1. 优点

小李同学是典型的粘液质性格——稳定持重，这一特点让她在学习、生活中情绪稳定，不容易冲动；行为稳重，注意力较集中，考虑问题较为全面。

2. 缺点

情绪和心态的稳重让小李同学在反应速度和灵活性方面稍显逊色。她对环境变化不敏感，在学习上缺乏积极性和紧迫感，上进心不强，具体表现为：上课专注度不高，不积极举手回答问题；作业不够认真，出现写错字、阅读或审题不仔细等错误；有问题不会主动请教老师。

（二）问题分析

1. 多子女家庭，长期受到忽视而导致表现力不足

小李同学来自一个有弟弟妹妹的大家庭，家庭经济情况一般，父母工作较忙，没有较多的时间陪伴子女。小李同学作为家里最大的孩子，受到父母的关注更少，于是慢慢形成了安静沉默、忍耐力高的性格，学习和生活都较少依赖父母的监督。父母的关注少带来孩子的"假性"独立，"假性"独立又让父母误以为孩子不需要自己的陪伴和帮助，周而复始，孩子的性格愈加冷淡、安静。小李同学对自己在家庭和学校的表现没有要求，不习惯当众发言或表演，满足于当前的学习环境和学习节奏，学习动力严重不足。

2. 即时评价有时效却分散，没有形成核心驱动力

每一位教师都会在各种场合、各种情况下给予学生及时的评价。比如当学生表现优秀时给予肯定性的评价，当学生行为不当时给予纠错性或鼓励性的评价。学科老师也会根据学科特点给予学生评价，以提升学生学习的积极性、有效性，培养学生良好的学习习惯。但是，我们发现即时评价虽然及时、有效，却无法保持长久的效力，只能对学生当前的行为产生影响；并且，各科老师的评价"各自为政"，效果分散，没有形成核心驱动力，无法最大限度地发挥教育评价的作用。

3. 日常评价笼统模糊，无法精准聚焦生长点

在一个班级中，每位学生都是独特的，有着不同的优缺点和生长点，教师面对整个班级进行评价的时候，评价语言很容易模糊化，不能让学生精准地理解到自己是哪个方面做得好或者不好，不明白自己究竟应该在哪一方面继续努力。

并且，在班级管理中，不管是对集体还是对个人，教师有时会只注意到当前的缺点，而忽略了优点。这就弱化了教师对学生生长点的关注，导致教师看不到学生在某一个方面表现的变化，致使评价有失偏颇。

二、效果与措施

传统评价方式的精准度和时效性有限，如何让评价直击学生"生长点"，为学生的长足进步提供动力呢？海城小学将教学评价转变为数据，从多个方面将评价可视化。表 4–1 是小李同学 2019—2020 学年第一学期的品行生长数值变化。

表 4–1　学生品行生长数值统计表

时间	个人品行生长数值	班级平均品行生长数值	生长情况
2020 年 2 月	3	2	+1
2020 年 3 月	16	13	+3
2020 年 4 月	12	10	+2
2020 年 5 月	216	—	—
2020 年 6 月	75	59	+16

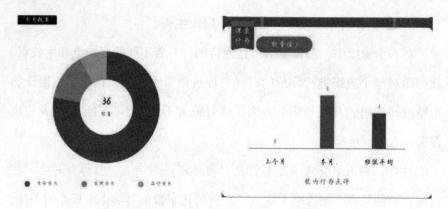

图 4-10　2020 年 2 月学生品行生长数值统计图

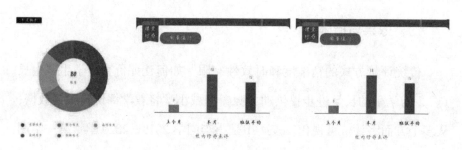

图 4-11　2020 年 3 月学生品行生长数值统计图

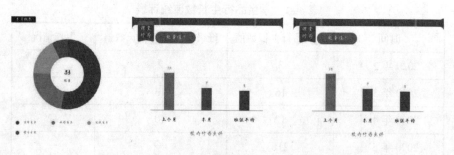

图 4-12　2020 年 4 月学生品行生长数值统计图

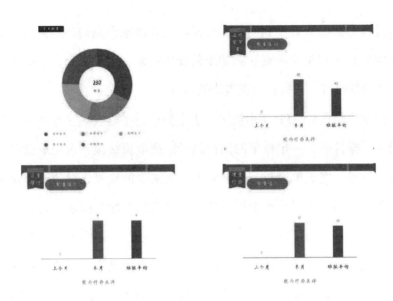

图 4-13　2020 年 6 月学生品行生长数值统计图

（一）实现生长数据化，增强成长内驱力

每个人都期待自己向上发展，变得越来越优秀，但是小学低年级学生注意力容易分散，自控能力差，家长和老师往往采用外力来督促孩子完成学习任务。例如，只要完成作业就给某种奖励，不完成作业则会受到某种惩罚。这一类外驱力一开始是十分有效的，但使用不当便会给孩子们造成错误的印象：学习是为了得到零食或其他奖品，抑或是为了避免惩罚。于是，孩子对知识天然的探索能力和向上进取的本能不知不觉地被外界的压力、诱惑替换了，成长的内驱力变成了外界给予的外驱力。

但是，可视化的评价将孩子的点滴表现折合成了数据，通过孩子们收获能量灌溉成为大树。孩子们想要让自己的树苗茁壮成长，就需要各方面表现良好。看着自己的小树苗慢慢长大，孩子们内心也会充满满足感和成就感，这就激发出孩子们成长的内驱力。另一方面，一些孩子在努力过程中会因为看不到明显的改变和提升而感到焦灼甚至无力，而可视化的数据能将学生一点一滴的变化收集起来、记录下来，让孩子看到自己成长的轨迹，获得自信和进步的动力。

根据生长评价 APP 使用规则，学生要通过平时表现从老师手中获得奖励——操行贴，一定数量的操行贴可以换取班级星，再用班级星换取海城宝贝星，完成奖励过程。课堂上少之又少的交流，导致小李同学很难获得操行贴。为了让小李同学感受到老师的关注和鼓励，我将操行贴用在了小李同学的作业上。根据作业完成情况，奖励不同数量的操行贴，并附上激励性的话语。由于小李同学在课堂上的坐姿、纪律、作业等日常操行十分优秀，因此她的品行生长加了不少分。生长评价 APP 中的评价指标，给孩子带来了长足动力。

（二）运用多元评价手段，提升综合素养

过程性评价是以注重评价对象发展过程中的变化为主要特征的价值判断。生长评价 APP 中，每一个正向的课堂行为，每一项积极的日常操行，都是对学生成长过程中一点表现及时的过程性评价。这一点一滴的评价，是对学生某些行为的正向肯定，可让学生明确努力的方向。一学期后，我们发现小李同学变化十分明显。在保持良好课堂纪律、认真完成作业的基础上，小李同学尝试和同学讨论问题，偶尔还会举手回答问题。

终结性评价是在教学活动结束后进行的评价。一个学期结束之际，老师会根据生长评价 APP 的数据反馈颁发海城宝贝星，作为对学生的奖励和肯定。老师对学生的期末评价也参考 APP 数据。很明显，终结性评价和过程性评价息息相关。

（三）聚焦品行生长点，学力增值可见

每个学生的优缺点不一，根据小李同学的实际情况，我将她的生长点落在品行生长上，将课堂行为模块作为最重要的考察点，包括课堂表现、作业习惯、同伴相处、宝贝星获得等项目，最后用图表反映小李同学的整体情况，为小李同学及家长、科任教师提供参考意见，从而培养小李同学的自我管理能力及行为习惯。小李同学"积极思考""举手答问"两项的表扬率越来越高，品行生长分数也越来越高。令人意外的是，品行生长间接促进了学力生长，因为她愿意打开心扉去讨论、去表达，提高了思考能力和语言表达能力。

总之，可视化技术应用于品行生长评价，使得学生品行养成管理的过程分析让人清清楚楚、数据管理让人井井有条、结果呈现让人明明白白，形成一个系统、可见、有趣的评价体系，实现了教育评价过程的长效性、全面性，对学生的成长功效卓著。

案例6：

可视评价勤关注，爱心浸润促生长
——生长文化视域下学生品行生长教育管理案例

范嘉嘉

在教育教学过程中，教育评价起到了重要作用。但现如今，一些教师的教育评价缺乏过程性与科学性，无法起到应有的作用。如何对学生进行有效、科学的评价，是一道难题。信息化时代下，信息技术与教育教学融合愈加密切，为教育者提供了更多切实可行的研究视角，如海城小学生长评价系统。

一、对象与归因

（一）研究对象

小榕同学，7岁，女孩，小学一年级学生。

任课老师的评价：

（1）上课坐姿不正，经常插嘴或自言自语，常常看课外书籍或做别科作业，乱涂乱画，不然就翻东找西。

（2）不肯接受教育，逆反心理严重，对待老师的批评指正没能较好地做出回应。

（3）上课不听课，还会扰乱周围同学，学习成绩欠佳。

同学的评价：

（1）脾气暴躁，无法接受旁人的批评指正。

（2）有暴力倾向，一旦与人发生口角，就扬言要打人甚至于同学看她一眼，她觉得不爽都要打人。

（3）上课喜欢插嘴或自言自语，导致老师上课卡壳，我们无法正常学习。

（4）不爱干净，头发衣服乱糟糟，课桌里到处是垃圾。

综上所述，该生脾气较差，纪律散漫，喜好恶作剧，常常闹事，不会与人相处。在生活方面，她没有好朋友；在学习方面，她学习态度不端正，字迹潦草。当然，该生也有优点。她思维敏捷，与人沟通时反应非常快；活泼开朗，乐于亲近任何人；可塑性强，老师传授的知识只要她用心听，很快就能吸收并给出反馈。

（二）问题分析

1. 家庭背景分析

小榕的父亲工作比较忙，日常教育孩子时间不多，教育方法简单粗暴，会训斥和打骂孩子。小榕的母亲对孩子过于溺爱，由于弟弟年龄小，有时会忽视对小榕的管教，多用利益交换的方式来教育小榕。

2. 学校背景分析

终结性评价对小榕作用不大。针对小榕纪律散漫、不会与同学相处等问题，各科教师都采取了一些激励措施，如贴纸、小奖品，以帮助小榕端正学习态度，规范行为习惯，但效果十分短暂。久而久之，这种方法有时变得不太奏效。

二、措施与效果

小榕不合群的原因是多方面的。首先，从家庭来看，父母的教育方法简单粗暴，过多关注二宝而忽视大宝的感受，因此小榕缺乏安全感，自卫能力较强，与人沟通能力较弱。其次，由于家境优渥，父母总是满足小榕的各种要求，导致小榕一旦心理失衡，就会做出一些过激行为寻求关注。

为了矫正小榕的偏激认识与过激行为，更加科学、合理、有效地促进小榕同学的品行生长，我借助海城小学学生生长评价系统的教育评价方法，家校携手，促进小榕同学品行生长。

（一）数据分析

我给小榕布置了一个有趣的植树任务。她每天一点一滴的进步都会转化为能量，她每天主动采摘能量，帮助小树苗生长。由图 2 可知，小

榕同学在 2019 年 10 月品行生长能量为 0。截至 2020 年 8 月，小榕同学
的品行生长能量值已达到 354 分。

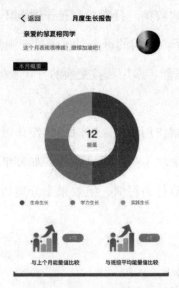

图 4-14　2019 年 10 月小榕同学能量值

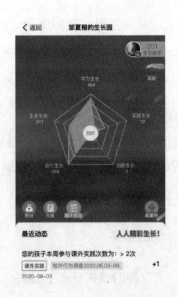

图 4-15　2020 年 8 月小榕同学能量报告

（二）有效措施

1. 给予关注与关爱，增强安全与信任

一年级刚入学时，小榕与同学频频发生矛盾，抢同学的橡皮，扔同学的书本，上课大笑扰乱课堂……第一次处理小榕的问题时，我严厉地批评了小榕，让她给同学道歉，但是她的脾气很执拗，于是我让她到老师办公室反思。

第二次处理小榕的问题时，我尝试着跟她聊天。她解释道，她没有橡皮擦，同学瞪她，她就扔同学的书本，上课想到好笑的动画片时忍不住地想笑……我借机教育她，如果没有橡皮擦，你可以举手，老师借给你；同学惹到你，你先忍一下，下课后让同学为自己不礼貌的行为道歉。如果你遵守了我们的约定，老师就奖励你一颗操行贴，积累 10 颗操行贴可以换取一颗班级星，在生长评价系统中能获得 15 分的能量值，用来帮助小树长高。这次谈话后，告小榕状的学生逐渐变少。

2. 每日反思，磨砺意志，塑造品格

由于一年级学生自控能力较弱，于是我联合科任老师一起去小榕家家访，了解了孩子的家庭环境及教育方式后，给予小榕妈妈一些教育方法上面的指导。家长认识到了孩子的问题，表示会积极配合老师的工作。

此后，小榕每天口述在学校做过的事情，小榕妈妈评价、加分（图 4-16），用积分换取班级星，日复一日，效果显著。从 2019 年 10 月 10 日开始，小榕妈妈每天都会写一份由小榕同学口述的反思（图 4-17）。

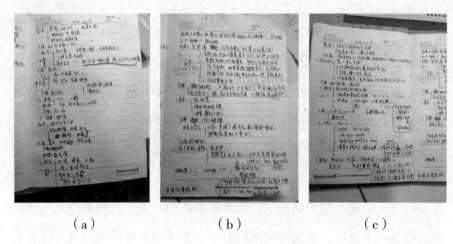

（a）　　　　　　　　（b）　　　　　　　　（c）

图 4-16　家长评价打分示意图

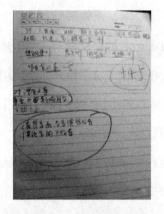

图 4-17　学生每日反思

　　小榕妈妈详细记录了小榕的每日反思，从早上上学到下午放学，每一节课，每一个课间，从 2020 年 10 月 10 日记录到学期结束，共计 65 篇。小榕妈妈接受了老师的建议，更可贵的是她能够坚持下来。这一个学期，小榕每天都会在家中反思，小榕妈妈每天把她的反思发给班级老师，与老师及时沟通。

3. 勤于沟通，搭建爱的桥梁

我每天跟家长及科任老师反馈小榕同学的情况，多一些人肯定和认可，有助于孩子形成正确的价值观。各科老师经常将小榕的进步展现给全班同学，重新树立她在同学们心目中的形象。有一次课间，我看到小榕跟朋友们友好相处，一起阅读书籍，很是温馨（图4-18）。

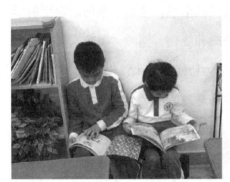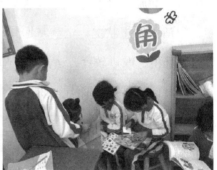

图4-18　学生一起阅读书籍

三、效果与思考

小榕同学的心态及行为有了明显改善，主要表现在以下方面：

变得很有礼貌，和同学、老师关系融洽。

不再与同学发生口角，再也没有偏激地说要打人。

积极参与学校、班级的各种活动，多次获得老师的表扬和同学的称赞。

在上课时，一反往日置之不理或唱反调的面貌，积极举手发言，尽管偶尔忍不住做小动作，但经过老师的提示能及时停止。

对于小榕的转变，家长、老师和同学们都很高兴。高兴之余，我得到了以下启示：

转变问题学生需要有坚忍不拔的精神。问题学生已有思维定式，要转变并非易事，也非一朝一夕之功。教师在处理矛盾时要当心，做思想工作时要细心，也要在生活上多关心学生。

学校教育与家庭教育必须紧密结合，形成合力。问题学生的成长与家庭环境、家庭教育有着密切关系，对他们的转化必须得到家长的支持和配合。教师可及时通过家长收集和反馈信息，全面了解问题学生的学习、生活、思想状况，全盘掌握其动态和变化，同时，要求家长努力改善家庭环境，改进教育方法，与教师通力协作，尽快转化问题学生。

教育学生要因人而异。每个学生都是独特的个体，教师应根据学生过错程度和个性特点，灵活采取教育方法，不能一概而论。

师者如蚌，问题学生仿佛一粒粒沙，我们要勇于接纳沙砾，用自己的爱去浸润他们，用自己的生命和精神去感化他们，直至把沙砾变成晶亮闪光的珍珠！

第五章 "学力生长"可视化研究与应用

在古汉语中，"学"和"习"是两个不同的词语。繁体"學"，从造字意象来看是室内的子双手拿着"爻"在识、在悟；"学"乃"仿效"也，即获得知识。繁体"習"，从造字意象看是小鸟振翅、日有所进。《论语》曰："学而时习之，不亦说乎。"这里的"学"是指模仿；"习"是反复练习。这与"学，觉悟也，习，鸟数飞也，学之不已，如鸟数飞也"中所解释的意义相近，这就是"学习"一词的真正由来。[①]

"学习力"一词最初出现在管理学领域，是学习型组织理论的核心概念。直到 19 世纪 80 年代，学习力理念从管理学向教育学领域迁移，引发了广泛的关注和热烈的讨论，学界探究方向主要集中于影响教师和学生的学习力形成影响因素有哪些。[②]

评价的目的是促进学习和发展学习，如何用可视化、任务化的评价代替冷冰冰的、没有温度的分数评价，促进学生学习知识和学习技能的生长呢？我们先来探究"学生生长"的基本内涵。

---

① 燕国材. 智力因素与学习 [M]. 北京：教育科学出版社，2002：31.
② 王冠楠. 高中生学习力评价指标体系的构建研究 [D]. 天津：天津师范大学，2016.

第一节 "学力生长"的基本内涵

学力直接决定一个人的发展程度,是衡量人才的一个重要指标。21世纪,学习是人类获取知识、掌握方法、提高能力、展现自我、全面发展的根本途径。最大限度地提升学生的学力,已经成为每个学校的不懈追求。正确理解和精准把握"学力生长"的基本内涵,有利于构建学生学力生长的评价方式,通过有趣好玩的评价方式,进一步促进学生发展,改进学生的学习行为,优化教育教学方法。

一、学力生长:三要素

学生的学力,指在学习过程中,产生、维持并深化学习主体学习的学习动力、学习毅力和学习能力的综合表现。它由学习动力、学习毅力和学习能力三个要素组成。

(一)学习动力

学习动力是指学习主体意识的内在驱动力,是学习主体进行主动学习的动力源泉,能够激发学生的学习动机。[①]学习动力包括学习动机、学习兴趣和学习情感。对于小学生,特别是低段学生来说,最重要的是对学习产生浓厚的学习兴趣,兴趣是最好的老师,也是影响低段学生成绩的重要因素。游戏化的学力生长评价系统,以摘取能量的形式让学生体验学习获得感和成就感,增强学生的学习效能,激发学生的学习动机,

---

① 李洪玉,何一粟著. 学习动力 [M]. 武汉:湖北教育出版社,1999,01:24-25.

进而影响学生的学习效果，提高学习主动性和积极性。

（二）学习毅力

学习毅力，即学习的意志力，学习的持久力，是指学习主体能够自觉地支配自己的行为克服学习过程中遇到的困难，从而实现自己的学习目标的状态。学习是一个艰难而漫长的过程，学生会遇到各种想象不到的困难和阻碍，人类心理的复杂性也会对其产生影响，只有拥有顽强学习毅力的学生才能有效地解决学习过程中出现的问题和障碍。[①]学习毅力包括学习的自觉性、学习的坚持性和学习的自控性三个方面。学生凭借生长评价系统中的植树任务来克服学习过程中因枯燥乏味的背诵、无聊的书写、繁杂的计算、多维度思考等产生的负面情绪，最大限度地提升学习的坚持性和自控性。小学生的自控力还处于低级阶段，需要教育者花大量时间督促，教师用有趣的目标任务取代枯燥乏味的知识技能学习，帮助学生克服困难，完成学习任务。

（三）学习能力

学习能力是学习力的核心部分，是指学生能够自己安排好学习

过程中的各个要素，主要内容包括：制定学习目标、选择学习内容、优化学习方法、运用学习资源、养成学习习惯、监控学习过程、评价学习结果。[②]可视化的评价无形中促使学生学会制定学习目标，为了实现学习目标去优化学习方法，进而养成良好的学习习惯，最终提升了学习能力。

---

① 晏海莉. 中学生语文学习力的培养研究 [D]. 杭州：浙江师范大学，2015：17.
② 庞维国. 自主学习：学与教的原理和策略 [M]. 华东师范大学，2003：284.

二、学力生长：未来教育呼唤

终身学习时代要求每个公民必须具备学习动力、学习毅力和学习能力，学习力制约着每个人的发展水平和发展程度，决定了一个人一生的高度。

（一）学力的发展是学生适应学习型社会的现实要求

5G 时代的到来，将改变人类的生活方式，只有终身学习的人才能适应时代发展需求。学习活动不能局限于学校里、课堂上，而应贯穿一个人的一生，只有坚持终身学习的人才能更好地适应社会。可见，学习生长评价对学生的终身发展至关重要，我们以评价指导学生自主学习，以评价增强学生的学习毅力。

（二）学力的发展有助于提升课堂教学质量

当下，新课程标准已经全面实施，新型教学关系以学生发展为本，强调形成积极主动的学习态度，关注学生的学习兴趣和体验，将有利于学生终身学习的必备知识和基础技能列为培养目标。在可视化的评价系统中，终结性评价转化为过程化、游戏化的评价，最大限度地提高了学生的学习兴趣，激发学生的学习动力，使学生学会观察，学会发现，学会自主建构知识体系。

（三）学力的发展是个体发展内在需求

"学习力"是学习个体获得高质量的学习效果的决定因素，对学习个体进行学习活动起到至关重要的作用。学生的本职工作就是学习，我国教育法明确规定学习是学生的权利，也是学生的义务。人的学习力发展的关键时期是小学阶段，只有拥有学习力的人才能从容面对高速发展的信息社会，才不会在发展道路上被社会淘汰。因此，学力生长评价研究对学生个体发展十分重要。

三、学力评价：重过程性和隐性素养

可视化评价不仅可以评价学生的学业结果，还可以评价学业过程中各种跟学力相关的因素，传统的纸笔测试只能测量学生"学业的结果"，而不能评价学生"发生的过程"，可视化评价则绕过了作为预测或征兆的结果地带，直接对学生"学业过程"的行为表现进行评价。可视化的学力评价把隐性素养和学业过程直观呈现出来，为学生学力生长夯实基础。

（一）阅读银行促阅读素养

朱永新说，一个人的阅读史就是一个人的精神发展史。阅读素养是孩子面向未来的基础能力，阅读是通向更多知识的路径，得阅读者得天下。一个人的阅读习惯必须从小学就要养成，阅读素养直接决定其对题目的理解程度，阅读素养也是学力最重要的隐性素养。阅读对一个人的发展至关重要，隐性的阅读素养根本无法用分数来量化，如何通过可视化的评价把阅读习惯从行为训练入手，养成终身阅读的好习惯呢？学生生长评价系统中的阅读银行统计了学生每周阅读的书籍和阅读质量，增加了相应的能量值。阅读银行的数据不仅反映了个人一周的阅读量，也反映了班级其他同学的一周阅读数据及全班平均阅读数据。良好的阅读习惯是学生一辈子的隐性财富。设计阅读银行的意图是，提醒学生每周阅读书籍、写读书笔记，周而复周，阅读银行中的"财富"越来越多。

（二）学业过程性评价可视化

学力生长与学生一生发展密切相关，影响一个人的学业成绩，甚至是一生前途。过程性因素如积极思考问题、有精彩的发言、有创新的回答，无法用传统的评价方式进行评价，而可视化的评价系统能够及时抓住学生智慧回答的火花，并为其增加能量。比如，语文老师要求学生仿写句子，一名学生的答案比较有创意，教师马上在语文学科活动"爱动脑筋"这一项加能量值，同时备注该生的答案——解冻的小溪是冬天离开的眼泪。过程性评价可以捕捉学生的精彩发言，留住学生的思维火花，进一步提升学生学习积极性。

第二节 "学力生长"的实践运用

对于教育者来说，正确理解和精准把握小学生学力生长的影响因素，有利于构建学力评价模型，进一步促进学生学力生长，改进学生的学习行为，提高学生学习积极性。我们不仅要关注学生的学业成绩，还要培养学生的兴趣与爱好，提高学生的学习动力、学习毅力、学习能力。海城小学生长评价系统是如何对学力生长的学业成绩、阅读素养、学业评价、过程性因素进行有效评价呢？我们首先要了解可视化评价系统的整体框架。

一、整体框架

学力生长领域涉及面广，很难用"一张试卷"来评判，但可视化的评价系统不仅可以评价学生的学业成绩，还能激发学生的学习兴趣、学习动机，有助于学生克服学习过程中产生的畏难情绪。

我们通过文献检索、师生访谈和数据调查等方法，选取了一些与学生学力生长相关性较高的评价指标，涉及学业成绩、阅读银行、学习品质、学科获奖、学力宝贝星这几个方面。生长评价系统根据以上学力生长要素，从学业成绩评价、课外阅读评价、家校任务清单、校园荣誉、校园活动评价、校内行为点评六大场景采集数据，为学生的学力生长赋能。具体的能量来源如下图所示：

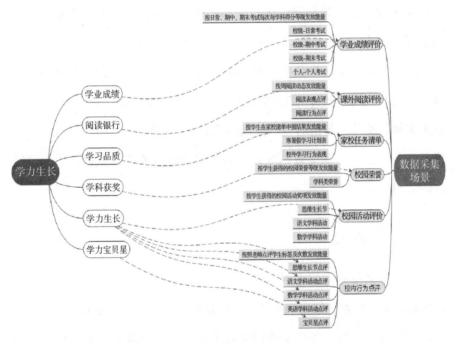

图 5-1　学生数据采集分布图

首先，我们确定学力生长的具体评价指标。在采集学力生长相关数据时，我们特别选择了一些有代表性的事件作为典型，让学力评价更加聚焦。比如，在校内行为点评中，教师从学力宝贝星、各科课堂学科行为、思维生长节、诗意生长节这几个方面进行点评。具体做法是，教师根据学生课堂上学习发生的过程性，特别是思考性的个性的回答，比如语文课堂上的仿写句子"火红火红的花苞，是春天的糖果""柳树的枝条是春天的头发""农民的汗水是我们碗里的米粒""天上飘来飘去的云朵，是春天的舞台"，此时教师点评语文学科活动"创造性的思考"一项，增加 10 个能量，同时备注这些思维的火花。只有及时、正面地鼓励学生的积极思考，才能保护学生的学习热情和兴趣。

其次，我们确立评价指标，制定每个项目的赋值标准。例如，学校根据学生校外获奖难易程度进行阶梯式赋值：阅读银行的从调查问卷那进去填自己阅读的书名，1—9 本 1 分能量，10—14 本 2 分能量，15 本以上 3 分能量。学区级获奖为 80g 能量值，区级获奖为 100g 能量值，市级获奖为 200g 能量值，省级及以上获奖为 300g 能量值，在某种意义上，获奖难易程度与能量值对等。校园行为点评、校园活动评价、校园荣誉、家校任务清单这个采集数据场景全是按照此能量值进行赋值，以保证赋值的公平性。

二、实施路径

整体框架搭建完成之后，该如何采集数据并进行关联分析呢？接下来从数据采集场景、数据摘取方式、数据分析系统三个方面介绍。

数据采集场景：各个学科课堂行为点评、学力强基比赛获奖、校外各比赛获奖、作品征集活动、校内四大生长节活动获奖、校内社团（校队）参与及表现。

数据摘取方式：学生校内外比赛获奖证明可上传至系统，由班主任审核后给出能量；社会性、家庭性的活动则通过填报相关问卷获得能量；课堂行为由科任教师及时点评后给出能量。

数据分析系统：系统根据类别、来源分类数据，生成雷达图、饼状图、柱形图或折线图等图表、直观地向学生、家长、老师展示学生的学力生长情况。学生可以看到学力生长总能量，以及分别来自哪个版块、哪个项目，还可以看到自己与班级学力数据的对比，并且获得学力生长月报、期末报告汇总等相关分析报告。

三、结果呈现

学力生长板块同其他板块一样，有"植树"任务。学生亲自摘取能量，将能量转化给树苗，任务化和趣味化的游戏激发了学生的学习内驱力。

能量来源明细：显示所有能量值的总数据，显示学力生长的总数据。系统会对能量进行再次分类、汇总，学生可以查询每一个二级类项目能量的占比情况。对用户而言，能够更加清楚地看到哪些项目获奖较多、哪些项目较少、哪些项目是空白的需要注意等，同时可以与班级学力生长平均值做对比。

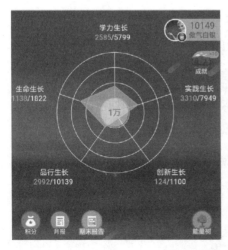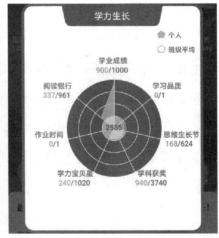

图 5-2　能量来源明细

月度素养报告：学生可以导出能够反映月度学力生长情况的饼状图、柱状图等图表，与上月数据对比，进步在哪方面，退步在哪方面，哪些方面是空白的，一目了然。

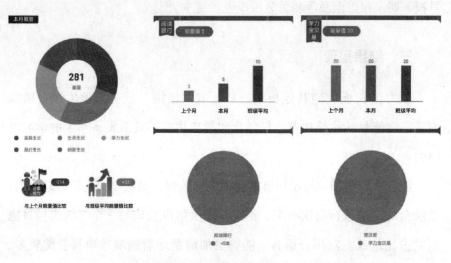

图5-3　月度素养报告

学期素养报告：期末发展报告高度概括了本学期的学力生长数据，雷达图、饼状图、柱形图、折线图等图表呈现了学生一个学期的能量情况。首先，饼状图体现了采集自学力新宝贝星、课堂行为点评、学校四大生长节、假期作品征集等场景的数据，以及占比情况。其次，条形图体现了每个数据采集模块上学期、本学期和班级的平均值，饼状图体现了各项目不同频次之间的占比情况。学生可以根据这些可视化的评价图，全盘分析本学期学力生长情况，制定下学期学力生长规划，促进学力生长。

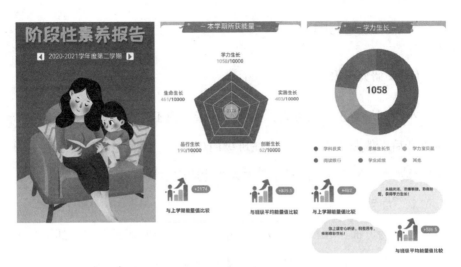

图 5-4　阶段性素养报告

第三节　"学力生长"案例分析

案例 7：

学力生长可视化，德育评价新创举

——生长文化视域下学生学力生长教育管理案例

赖允珏

习近平在北京大学师生座谈会上讲话时强调："要把立德树人的成效作为检验学校一切工作的根本标准，真正做到以文化人、以德育人，不断提高学生思想水平、政治觉悟、道德品质、文化素养，做到明大德、守公德、严私德。"因我国传统德育方法难以将立德树人这一根本任务落实到日常教育教学中，所以海城小学以"生长教育可视化评价系统的开发与应用研究"为主题开展了一系列试验与研究。我聚焦评价系统的学力生长评价模块，分析学生个体案例。

一、对象与归因

（一）研究对象

小帆同学特别依赖母亲，入学第一天，他不愿意和母亲分开，当母亲离开后，他非常焦虑，一直在班级门口站着，不愿意在座位坐着。通过后续观察，发现孩子经过半年之久才能适应学校生活。

1. 优点

在行为方面：在校表现较为安静，无论是课间还是课中，都不会影响他人。相对信任老师，偶尔会主动与老师分享生活中的趣事。在家很听妈妈的话，能够认真完成作业。

在性格方面：气质类型偏抑郁质，性格随和，不易与同学发生矛盾。

2. 缺点

在行为方面：过度依赖母亲，难以适应学校生活。入学初，他每天入校后，都是走到一棵大树下就停了下来，不肯走进教室，每每都要同学、老师或者安全老师反复劝说或陪同着才能走进班级。在很长一段时间里，他很抵触去午晚托，每到放学排队的时候就跑走。注意力不集中，听课状态不佳。他虽然能够在教室里安静地坐着，但整个人沉浸在自己的世界里。他听课效果差，每天都需要妈妈辅导才能完成作业，因此考试成绩不太理想。

在性格方面：性格孤僻，不知道如何与同学相处，很难与同学们打成一片。他曾尝试通过一些恶作剧行为引起同学的关注，比如，突然把同学的书或文具扔到地上，在同学耳边大叫或大笑，但适得其反。当他发现这些方法不管用后，常常一个人贴着走廊的墙走，这些行为都折射出他内心的孤独与不安。

（二）问题分析

1. 背景分析

小帆同学父母离异，从小由妈妈带大，妈妈陪她玩，妈妈教他学习。妈妈生怕孩子会被别的孩子欺负，不让他和别的孩子玩，特别保护自己的孩子。家庭的离异使妈妈与孩子互相成为依靠与彼此，妈妈生活的中心是孩子，孩子成长的中心是妈妈。母亲的过度保护，让孩子对母亲过分依赖，也让孩子对外界世界留有强烈的不安全感。

2. 方法分析

第一，以成绩为目标的评价不利于学生全面发展。由于孩子适应力差、注意力不集中、依赖性强，导致其成绩不是很理想。每次单元检测完，小帆妈妈都是第一个来询问我成绩的，当听到令人失望的分数后，她总是询问提高成绩的方法，并保证下次一定考好；当听到孩子考试出现走神、偷看等坏习惯时，她总是向老师保证回家一定狠狠"揍"孩子一顿，让他听话。我能感受到，妈妈对孩子寄予了很大期望，因此对他要求非常严格。孩子每次都跑来问我自己考了几分，有没有进步。家长这种以成绩为目标的单一的评价方法，忽视了孩子在性格、品行、能力等方面的均衡发展。

第二，传统评价方法忽视学生生长点。在传统的观念中，总是把"好孩子"定义成学习成绩好、听话懂事的孩子，不同于以上标准的则被认为是不优秀的。作为教育者，应该分析学生行为背后的原因，从而找到适合孩子生长的路径，不能按照一套标准塑造所有学生。

二、效果与措施

海城小学融合学习科学理论和云端技术,与阿里巴巴合作开发了海城生长评价系统,旨在将评价任务化、趣味化、游戏化、可视化、数据化和激励化。学生通过校内、校外表现获得能量,在收取能量的过程中小树逐渐变大。通过评价标准、评价理念和评价方式的转变,借助评价APP中的数据结果发现孩子在学力维度有了长远的进步。

表 5-1　学生生长数值表

时间	个人生长总数值	与班级平均值比较	学力维度数值	学力值占总值比
2019 年 10 月	10	−163	3	30%
2019 年 11 月	14	+2	5	35.71%
2019 年 12 月	661	+60	375	56.73%%
2020 年 1 月	184	−30	160	86.96%
2020 年 2 月	23	−14	22	95.65%
2020 年 3 月	216	−17	40	18.52%

表 5-1 呈现了孩子 2019 年 10 月至 2020 年 3 月生长能量总值、学力生长维度数值以及班级平均能量总值。通过与班级平均值进行比较,以及将学力维度数值与其他维度数值进行比较可以发现,孩子在班级中的位置有上升,并保持在中间段。其次学力维度分值占学生总值的比重在增加,说明孩子以学历生长为生长点,实现不断地发展。

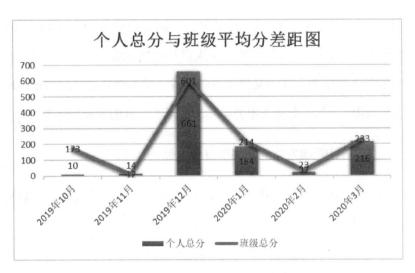

图 5-5　学生总分与班级平均分对比图

图 5-5 反映了 2019 年 10 月至 2020 年 3 月学生个人总分与班级平均分的变化趋势。可以发现，2019 年 10 月孩子的分值明显低于班级平局分，到 2019 年 11 月缩小差距，到 2019 年 12 月超过平均值。2020 年 1 月至 2020 年 3 月，孩子分数虽然低于班级平均分，但差距很小。

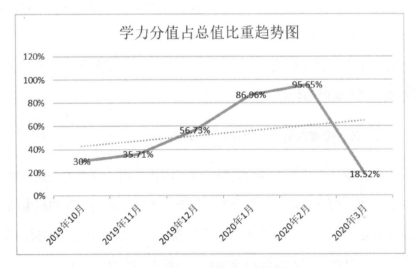

图 5-6　学力分值占个人总值比重

图 5-6 显示了孩子学力生长维度的分值变化趋势，从 2019 年 10 月到 2020 年 2 月，学力生长维度在个人总分中的比重呈直线上升的趋势，在 2020 年 3 月出现回落。从整体趋势来看，学力生长维度的占比呈现上升趋势。说明，孩子立足于学力生长，得到了长足的发展与进步。

（一）借 APP 激发兴趣，实现自我生长

通过课堂观察，发现孩子的学习兴趣不大。我尝试使用一些激励手段能激发他的学习积极性，例如：操行贴的发放，班级星的兑换等。

在课堂上，学生通过回答问题、作业得 A+ 获得操行贴。他在课堂上举手的次数在逐渐增加，也从侧面反映出孩子的听课效果逐渐提高。同时，作业更是认真完成，每天下课的第一件事情便是登记作业，哪天老师没布置作业，他还会跑来问："今天数学留什么作业啊？"一定数量的操行贴能兑换班级星，可以产生能量，这也是他最开心的时候。

在课外，他定期会与妈妈一起完成家庭问卷，这项活动让小帆睡眠规律起来，减少了使用电子产品的时间。他的字写得很整齐，妈妈还带他参加书法比赛，也参加了一些兴趣班，扩大交友半径。

海城生长评价系统把常规性的评价变成可视化的能量，激发学生学习兴趣，培养良好品行。

（二）以活动融入集体，逐渐打开心扉

小帆存在过于依赖母亲的问题，这是因为他内心缺乏安全感，加上不知道如何交朋友，他在班级中感觉孤独、不安。对此，我和班主任以他微小的进步为例子，让全班学生看见他的闪光点，愿意与他交朋友，帮助他树立自信。我们也鼓励他和妈妈一起参加班级、学校活动。截至

目前，学校和班级组织了大大小小9次活动，例如学校四大生长节、少先队入队仪式、国旗下演讲，以及西湾红树林户外亲子游、大树生态农场亲子农家乐等。

他在集体活动中学会了与人相处的规则和技巧。渐渐地，班级同学再也不把他当作"特别"的学生，他有了一起玩耍的伙伴，与老师的沟通也越来越顺畅。

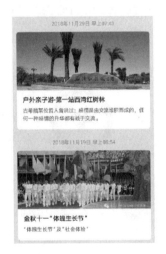 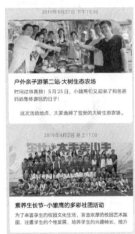 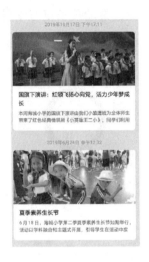

图 5-7　班级活动展示图

（三）凭岗位形成意识，发现生长亮点

担任小班干是提高学生责任意识和集体意识的有效途径，学生通过担任班干在班级内找到存在感。班主任让他担任过关灯小组长、拉窗帘小组长、记作业小组长，他把老师给他的小小任务都记在心里，每天放学都是最后一个离开并做好关灯工作，能看出来，孩子在小小的岗位上收获了大大的满足。

小帆的责任意识、集体意识正在慢慢形成，他在岗位上感受到自己在集体中的作用和价值，感受到劳动带来的满足和自豪感。

（四）借技术可视生长，感受学习成就

小帆妈妈对孩子的成绩非常关注，海城生长评价系统中的折线图、雷达图反映了学生的学习状况，每月、每季度、每学期生成学生生长报告。家长和老师了解了学生的学习现状、存在的问题，可以更加科学地规划学生后续发展方向。通过家校沟通，妈妈能够科学监督孩子完成作业，帮助孩子复习学科知识点，提升孩子专注力。经过一年的努力，小帆的语文、数学、英语三门成绩均取得了较大进步。

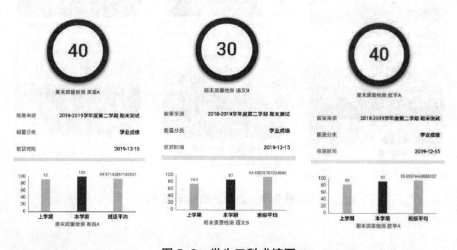

图 5-8　学生三科成绩图

三、改进与优化

通过数据可以看出，小帆同学在品行生长、学历生长方面有了显著进步。他的进步离不开老师和家长的耐心帮助，也离不开海城生长评价系统提供的生长平台，科学的、可视的评价，帮助孩子找到生长点，促进教育均衡发展。当然，孩子还有很大的进步空间，如何借助生长评价系统促进孩子全面发展是值得我们思考的问题。

孩子的成长就像树的生长一样，需要漫长的时间和养分的灌溉。评价不是结果，过程性、可视化的评价能为教育教学提供正确的方向和有效的策略。人生就如一次远航，希望孩子能直面困难，扬帆起航，奋勇向前！

案例8：

学力促生长，可见育新苗

——生长文化视域下学生学力生长教育管理案例

黄柳婷

《国家中长期教育改革发展规划纲要（2019—2020）》指出，我国教育改革发展的战略主题是"坚持以人为本、推进素质教育"，"根据培养目标和人才理念，建立科学、多样的评价标准"。海城小学依托阿里云数据分析，提出"以习惯养成促进人格健全，以多元评价促进个性发展"的育人理念，并以"生长教育可视化评价系统的开发与应用研究"为主题开展了一系列试验与研究，建构了学生学业评价、学生综合素质评价、教师专业成长评价体系，以此为抓手促进师生发展，不断提高学校育人质量。在此，我聚焦评价系统的学力生长评价模块，跟踪与分析学生个体案例。

一、对象与归因

（一）研究对象

小羡是一个心思细腻、安静内敛的男孩。他爱阅读，在二年级第二学期就已经能独立阅读整本著作，从儿童读物到四大名著，涉猎广泛；他爱写作，由于大量阅读书籍积累了很多写作素材，他的文章遣词造句形象生动，趣味盎然；他爱集体，总能在老师和同学需要帮助的时候挺身而出，帮助他人解决困难。和大多数同龄男孩不同的是，他极为克制忍让，自制力较强，属于粘液质性格。

1. 优点

安静沉稳的他能够静下心来思考、讨论，较好地掌握老师在课堂上讲解的知识点，学习成绩稳定在班级中上游。具有耐力和持久力让他在入学初期就养成了良好的学习习惯，为后续更高年级的学习打下了坚实的基础。团结友爱、乐于助人的性格特点，让他在班级里有着良好的人际关系，很受同学们的欢迎。

2. 缺点

粘液质的孩子安静稳重、善于忍耐，但反应缓慢、不够灵活，这种性格的孩子在机会来临时不会适当地自我表达，容易错失机会。

由此可见，小羡同学的自我约束意识较强，听课认真专注，但是面对老师提问和自我展现的机会时，他往往会犹豫退缩，不能大胆地表达自己的想法。在日常教育教学中，各科教师都采用了一些激励性的评价和奖惩机制，但在他身上发挥的作用并不是很明显。

（二）问题分析

1. 父母缺少亲子陪伴，心理安全感匮乏

小羡的父母都是高级知识分子，对孩子的教育十分重视，上小学前就着重培养孩子的学习习惯，帮助孩子提前适应小学阶段的学习生活。由于父母都是上市公司的管理层，平时工作比较忙，下班后和周末才有

时间和孩子在一起，爸爸的工作需要经常在外出差，和孩子相处的时间不多，平常主要是妈妈负责孩子的学习教育问题。尽管是家里的独生子，由于父母陪伴时间不多，小羡特别珍惜和父母共处的宝贵时光，在家里会主动承担力所能及的家务，对于基础性的作业也可以独立完成，但是在遇到一些具有挑战性的题目或者比赛时往往会出现畏难情绪。

2. 生长点缺乏针对性，学力生长难聚焦

教育的本质是学生综合能力的提升，而学力则是学生必备的能力，更是学生在学习生涯中的重要支撑。以前的学习能力可能主要直接反映在应试上，在质量检测中获得好成绩可能学习力就比较强，但这也只较为片面的，学力不仅体现在"分数"上，还体现在阅读能力、质疑能力、分析能力、学习品质上。在日常教学中，教师往往将主要精力用在课堂管理、促进后进生积极参与课堂学习等方面，而忽视了课堂纪律较好、学习自觉性较强的学生。此外，对于小羡同学那样的学生也是主要在遵守纪律、专注听讲方面做出评价，缺乏对思维灵活性、学习主动性等学力核心要素的评价。

3. 终结型激励性评价，进步体验不充分

传统的激励性评价比较重视对德育结果的评价，教师多采用可爱有趣的贴纸去正面强化学生的品行及成绩。对于学生来说，在校表现越好拿到的贴纸就越多，但是表现好的标准是什么？这样的标准是否科学呢？显然，这样的评价方式比较主观、随意，缺乏理论支撑，而且贴纸数量随着学习时间的增加也难以统计，使得学生在每个学习阶段的进步情况无法清晰可见。

二、效果与措施

海城小学融合学习科学理论和云端技术，与阿里巴巴集团联合开发了海城生长评价系统，变革传统的德育评价方式，把德育评价可视化，将学生一点一滴的进步化为有趣有味的"植树"任务。学生通过校内、校外表现获得能量，在收取能量的过程中和父母一起见证自己的生长。通过评价标准、评价理念和评价方式的转变，借助海城生长评价系统中的数据分析，我们发现孩子在学力生长方面进步明显。

表 5-2　学生学力生长数值统计表

时间	个人学力生长数值	班级平均学力生长数值	生长情况
2019 年 10 月	526	531	-5
2019 年 11 月	202	194	+8
2019 年 12 月	520	490	+30
2020 年 1 月	126	39	+87
2020 年 2 月	105	100	+5
2020 年 3 月	41	26	+15

（一）由"面面俱到"向"以点带面"转变

传统的评价方式主要以教师为主体对学生进行综合的表现评价，生长教育可视化评价系统则把孩子在家的表现、家长对孩子的评价都纳入孩子生长数据当中，帮助教师全方位、多角度地了解每个学生，引导学生找到适合自己的发展方向。

世界上没有两片相同的叶子，每个孩子都是独一无二的个体，都有属于自己的"闪光点"。生长教育可视化评价系统通过数据分析，找到了每个孩子身上的特长和优势，通过这些数据的可视化，可见这些因素与学力的相关性，例如阅读对学力的影响如何？学习品质对学力提升的关键作用是什么？教师以此为切入口，以点带面，然后倒置过来在数据分析的基础上看到学生学力的增值，看到学生逐渐生长的历程。

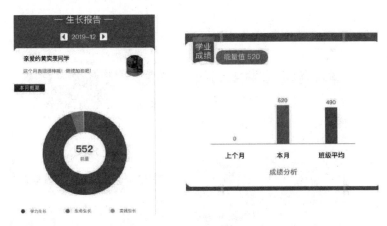

图 5-9　小羡同学生长报告

热爱阅读和写作的小羡文笔优美却怯于表达，于是，作为语文教师的我便充分利用阅读课和写作课的时间，鼓励孩子大胆分享，赞美其分享的亮点。小羡在同学们热烈的掌声和肯定的眼神中变得自信起来。

（二）由"要我学"向"我要学"转变

内驱力是儿童激励自己达成目标的动力，而兴趣和坚持又是构成内驱力的两个关键因素，因此，我们在生长评价系统中把孩子每一次的进步化为植树能量，用有趣的植树任务激发孩子在校内外积极进取、奋发向上。此外，孩子们种植的"小树"和他们自身息息相关，成功种植一定数量的"小树苗"后，孩子们身上的荣誉称号也会按照"青铜、白银、黄金"的顺序依次晋级，学校会根据系统中的荣誉称号给孩子们颁发励章和奖牌，让他们在升旗礼上佩戴，增强孩子们的获得感、成就感和荣誉感。海城小学依托生长评价系统，实现了线上线下的紧密衔接，这一转变带给学生的是前所未有的真切体验。这样富有趣味性的评价，激发了学生的内驱力，学生真正成了学习主体，从"要我学"转变为"我要学"。

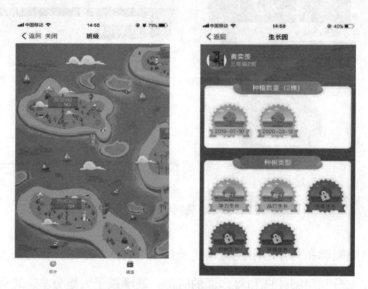

图 5-10　小羡同学个人生长园

（三）由"固定型思维"向"成长型思维"转变

疫情期间，孩子们在家上网课，从小羡上交的作业来看，他掌握得还是很不错的。他对老师介绍的甲骨文特别感兴趣，课后还会主动查找相关书籍进行拓展阅读。可是，根据海城生长评价系统数据显示，他在课堂上很少主动申请连麦回答问题，学习积极性明显不如以前。我和他妈妈沟通后了解到，以前在班里面对的是熟悉的小朋友，而今在线上要面对其他班级的小朋友，他怕自己没回答好会出丑。就在我为如何开导小羡发愁的时候，学校开展了"我最喜爱的一本课外书"的分享活动，我借着这样的良机，鼓励小羡撰写文稿积极参加。在修改文稿和录音作品的过程中，小羡充分发挥了他博览群书的优势，我肯定了他文章内容丰富、贴近时事的优点，鼓励他不断调整完善，最后在学校公众号上有了精彩的呈现。

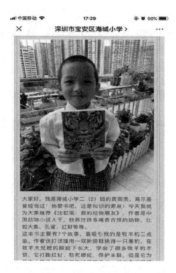

图 5-11　小羡同学在校公众号上分享阅读心得

这一次，小羡成功挑战自我，明显自信了许多，不仅能够主动连麦回答问题，还能够接下班主任老师布置的班会课分享任务，对于学习上遇到的困难也不再退缩，而是主动想办法解决，走出"舒适圈"，迎难而上，抓住机会蜕变生长。

三、改进与优化

小羡同学在学力生长方面有了显著的提升和进步，这个进步不仅是相对班级平均水平而言的，更是孩子自身的突破和转变。更为难能可贵的是，见证孩子点滴努力和蜕变的不再是老师概括性的一句点评，而是学生自身不断进取的生长轨迹，也正是因为有了数据作为依托，才给教育指出了明确方向。诚然，学生的生长是一个不断发展变化的漫长过程，一段时间的进步以后，孩子的学力生长可能仍会反复，这就要求教师要不断更新自身的知识储备，改进教育教学方法，更好地引领学生精彩生长。

总之，"学力"的塑造和提高不仅是学校德育工作的重点，也是学生良好的生活习惯和学习习惯的集中体现，更是学生未来立足社会、拥抱幸福充实人生的基石。可视化的技术应用于学力生长评价，形成一个系统、直观的教育场景，把教育评价与情感体验相连接，让教育评价过程有趣、有味更有效。

案例9：

"游戏"润无声

——生长文化视域下学生学力生长教育管理案例

李翠丽

评价的本质就是促进学生生长，如何将可视化的评价呈现给教育者一个诊断的过程性依据，及时调整教育策略做出适合其生长路径的规划？如何把对学生的苦口婆心的说教和冷冰冰的分数转为具体、可操作、可视化、游戏化的生长数据？海城小学凭借可视化的评价系统，学生可以真正体验进步的"小游戏"，本文聚焦评价系统的学力生长评价模块，跟踪与分析学生个体案例。

一、对象与归因

（一）研究对象

小 Q 同学，眼睛囧囧有神，刚入学的时候老师们对他的印象很深刻。他机灵活泼，思维敏捷，上课时总是盯着黑板，积极回答问题，成绩优秀。

1. 优点

小 Q 同学阳光爱笑，深受老师和同学喜欢。他思想活跃，对环境适应性强，内心柔软，遇事敏感，能体察周围人的情绪变化。

2. 缺点

小 Q 稍微有点内向，虑事不周，经常随性而为，注意力分散，兴趣容易转移。他爱玩游戏，严重影响了日常学习进度。任课教师适当采用了一些奖惩措施，但作用不大。

（二）问题分析

1. 背景分析

小 Q 父母是个体户，文化程度不高，育有三个孩子，老大是女孩，小 Q 和哥哥是双胞胎。小 Q 的哥哥也在本校同年级的平行班上学。小 Q 父母平时忙于生意，无暇关注孩子教育。一年级时，小 Q 行为习惯不错，成绩属于上等，父母自然对小 Q 的关注少了一些。二年级时，小 Q 受到游戏影响，所有注意力都在游戏中，严重耽误了学习。小 Q 父母却没有重视此事。小 Q 越来越沉迷于游戏，最后无视学校作业，成绩越来越差，退步到后进生的行列。

2. 方法分析

传统的说教，很难激发学生的学习内驱力。对于学业退步的学生，教师往往更注重结果评价，但是苦口婆心的说教让学生感到自我效能感低下。学生做得好，能拿到贴纸，但是对于为什么能拿到贴纸，没有统一标准，评价随意性比较强。此外，教师无法分析利用这些评价数据，很难得到数据支持。小 Q 痴迷游戏，教师需要将他的注意力转移到学习上来，引导小 Q 在生长评价系统的生长园中，用自己获得的能量种植树苗，深刻感受收获的喜悦。

二、效果与措施

如何转变传统的教学评价方法，促进学生学力生长呢？海城小学将信息技术与教学评价深度融合，创新推出了生长评价系统。

经过一个学期的实践，小 Q 学力生长值由开学初的 70 能量值增长到期末的 390 能量值，高于班级平均值 10 个能量。如此之大的效果是如何产生的呢？

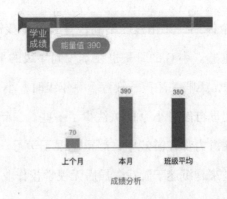

图 5-12　小 Q 同学学力生长数值统计图

156

（一）采摘能量可视化

"李老师，李老师，全班在信息课排队时，小 Q 同学故意用脚踩别人掉到地上的书，还掐别人的脖子。"我正在办公室埋头改作业时，班长跑过来火急火燎地说着。一听到小 Q 同学的名字我也很苦恼，科任老师经常投诉他上课注意力不集中，双手在抽屉里玩弄着，提问时一问三不知，作业完不成，经常被老师叫到办公室一对一辅导。与一年级时相比，他完全像另一个人一样，各方面退步十分明显。

踩书、掐人这种行为算得上校园欺凌了，我认为这是教育小 Q 的好机会。我必须借此机会改变他。我首先快速调查了这件事情的经过，然后让同学们继续上课，到办公室来。

"请告诉我，刚才发生了什么？"我问小 Q。

他低着头一言不发。我发现他的眼角有一点点伤痕，便让他坐下来，喝杯水，平稳一下情绪。

"你好好想想，刚才发生了什么事情，从开头讲。"

小 Q 同学只顾着低头喝水，还是不说话。

我靠近他，抚摩着他的额头，说："你沉默，就代表你承认是自己的错。"

小 Q 同学还是沉默不语。我一看表，他进来 15 分钟了，心想我得改变方法，否则谈话无法继续下去。

我想起了每周评比活动，于是说道："小 Q 同学，老师看到你的宝贝星能量因为跳绳比赛和仰卧起坐增加了 50 个，是班级中进步最快的哦。"

他突然抬起头，看向了我。

我继续说："如果今天的对话你保持沉默，那么这周你的宝贝星能量将是 0，你的能量值就不够转化成一棵树。"

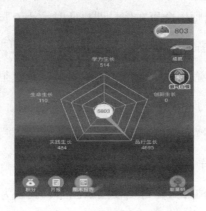

图 5-13　小 Q 同学生长园能量值

（二）游戏转移无声化

　　小 Q 同学一听到宝贝星能量将是 0，态度就软化了。我给了他一个肯定的眼神。

　　他说："排队时，Z 同学的书不小心掉在地上，我觉得好玩，就用力踩了他的书，他去扯书，我不想让他扯书……"

　　我顺势说："人家的书掉地上了，你做了什么？每周评比活动中，只有传播正能量才能获得宝贝星能量，你对得起自己上个月获得的'进步之星'的荣誉吗？"

　　他说："我就是觉得好玩。Z 同学为了拿书打我，我感觉眼睛很痛，所以才掐他。"

　　我反问："排队时我们应该做什么？别人的书掉了我们应该做什么？宝贝星的能量值难道就是要提倡不帮助同学吗？"

　　这时，小 Q 同学的眼眶发红，眼泪在眼睛里打转。

我说："你想想，上周你的能量增减了那么多，到底是为了什么？因为你今天表现不好，你的能量值减少了 30 个。"

小 Q 同学眼中含泪，说道："李老师，对不起，我做错事了。生长园里的能量值代表在班级上应该团结同学，如果同学的书掉了，我应该帮他捡起来，而不是去踩。"

我顺势说："小 Q，你再认真看看生长园里的一棵棵小树，小树只有汲取了充足的能量，才能苗壮生长。"

小 Q 说："老师，我最喜欢摘取能量。能量一多，我的树就长得快，我真的很希望我的能量越来越多。"小 Q 同学深刻意识到，培育自己的树苗才是最重要的事情。

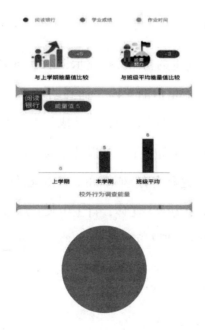

图 5-14　小 Q 同学期末发展报告

（三）晋级目标行动化

我跟小 Q 强调，有很多同学已经从"顽强青铜"晋级到"傲气白银"了，你是不是还差 315 个能量就晋级"傲气白银"了？小 Q 这一学期最大的目标就是像班长和学习委员一样获得"傲气白银"荣誉章，将自己的获奖照片张贴到学校的墙上，哥哥、姐姐及全校师生都能看到神采奕奕的自己。

那一周我特别留意小 Q 同学的上课状态，他的眼睛总是盯着老师转，说明那次谈话有了效果。"老师一句话，会影响人一生。"接下来，我更加重视、关心他，拉近和他的距离，有时还让他帮我做事情。课堂上，他时不时地高举小手要回答问题，给老师和同学们留下了深刻的印象。

（四）转化效果可见

海城生长评价系统上的初始数据显示，小 Q 同学 2020 年 11 月期中考试学力生长只占总能量值的 6.4%，而到期末学力生长占总能量值的 92.93%，增长显而易见。小 Q 的树苗茁壮成长需要更多的能量，只有学习进步了，才有能量，能量多了才可以转化成树。更重要的是，能量需要学生亲自"采摘"，这种富有趣味性的、任务化的学习过程激发了学生的内驱力，学生真正成为学习主体，自主生长。经过一段时间的跟踪研究发现，小 Q 同学学习习惯有了明显改善。

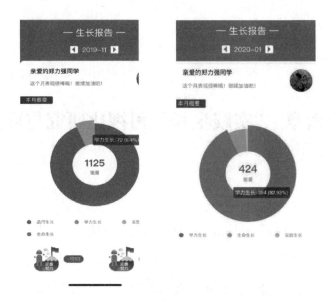

图 5-15　小 Q 同学期末生长报告

三、启示

小 Q 同学通过可视化的评价，看到了自己的学力生长，将注意力从游戏转移到学习上，学业成绩逐渐提高，学习和生活习惯越来越好。小 Q 父母也觉得生长评价系统好玩、好用，还能及时了解孩子的学习与实践过程。老师通过生长评价系统，对自己的专业技能有了更深刻的理解，既能抓住短板不断改进，也能充分发挥自身优势，有效提升学生学习质量。

第六章 "实践生长"可视化研究与应用

在东方,"实践"一词最早出现于宋代吴泳的《鹤林集·上邹都大夫》"实践真知,见于有政"[1],为履行之意。在西方,亚里士多德提出了实践的概念,并经由康德、黑格尔、费尔巴哈等人的发展形成了近代实践哲学观。马克思在此基础上进行批判性的吸收与改造,建构了实践哲学范式:实践是一个以主体、中介和客体为基本要素的动态的发展过程,是以人的自由自觉活动为核心,以追求人类的自由解放、全面发展为目标,以理论和实践相统一为宗旨,本质内容是"对象性活动"。[2] 由此可见,实践是全部社会活动的基础,教育活动也不例外。

教育性实践是教师指导下的,学生自主进行的实践活动。教育性实践的首要目的不是为了改造世界,而是为了促进学生成长,对学生的发展和成长而言,实践既是一种学习活动,又是一种学习方式。[3] 学生实践的生长是以"活动"为支撑的,校内的社团活动、校外的荣誉获得以及公益性的活动等,都是学生实践生长的平台。本研究借助信息技术,将实践活动进行量化积分,通过可视化途径,呈现实践生长的过程与结果。

---

① 张伟胜. 实践理性论 [M]. 杭州:浙江大学出版社,2005:1.

② 杜建群. 实践哲学视野下的综合实践活动课程研究 [D]. 西南大学,2012:7.

③ 郭元祥. 论实践教育 [J]. 课程教材教法,2012(1):18.

第一节　"实践生长"的基本内涵

2005 年，温家宝看望钱学森等学者，钱老感慨说："这么多年培养的学生，还没有哪一个的学术成就，能够跟民国时期培养的大师相比。"钱老又发问："为什么我们的学校总是培养不出杰出的人才？"[①]"钱学森之问"不仅是中国教育事业发展需要解决的难题，也是全球教育事业发展所面临的共同问题。若人才培养模式是单一的知识型人才，而忽视实践能力、问题解决与创新能力等维度的培养，钱学森之问将永远难以破解。

一、现实挑战：学校教育与社会脱节

（一）学校课程与学生生活脱节

从周王朝的"六艺"课程、古希腊的"七艺"课程开始，学校就以分科教学的形式向学生传授知识。分科课程强调学科知识的逻辑体系，往往忽视了学生的需要、经验与生活。学生在学习过程中所处的情境也并非真实世界中的情境，所学知识也难以解决真实世界中的问题。因此，杜威提出"教育即生活""学校即社会"，通过实践活动，建立学科知识与学生生活之间的联系。

（二）学习方式与学生特点脱节

学校开设的课程，社会看重的依然是语文、数学、英语等"考试性科目"，体育、艺术，尤其是综合实践活动等课程实际上仍然面临着生存

[①]　陈永坚. 从"钱学森之问"想起 [J]. 汕头日报，2011 年 7 月 8 日第 3 版.

的危机。[①] 教育评价具有指挥棒的作用，正因纸笔考试的地位难以撼动，学生在校的学习方式也以"死记硬背""题海战术"为主，一度造成"读死书、死读书、读书死"的局面。中小学是由形象思维向抽象思维逐渐过渡的阶段，这就意味着学生的学习具有直观性，教师需要提供一定的"脚手架"才能帮助学生理解抽象的知识。而学生的实践活动就是非常有效的"脚手架"，它是人类的另一种学习方式。美国著名课程论专家泰勒在其《课程与教学的基本原理》中谈到，一般来说，人们遗忘所学知识的速度是很快的。有一系列针对大学生所做的研究报告称，学生结束某门大学课程的学习年后，会遗忘已学内容的，两年内会遗忘。但如果学生有机会在日常生活中运用这些知识。这不仅能降低遗忘率，还能增加学生学习该课程时获得的知识量。该研究表明，若学生有机会在日常生活中运用具体知识，则更容易实现那些集中于这些知识的教育目标，其结果也更持久。[②] 显然，实践性教育活动是符合学生学习规律的。

（三）学校输出与社会需求脱节

21 世纪初，工业经济向知识经济进行转变，工业时代所培养的劳动者并不能满足未来社会发展的需求。因此国际经济组织提出"核心素养"的概念，希望通过提出新的必备品格和核心能力，实现育人模式的转型。不难发现，在某一专业方面研究得比较深，但缺少将各种知识融会贯通的"1"字形人才，以及知识面比较宽，但是缺乏深入研究的"一"字形人才，都难以满足社会的需求。目前社会更需要既有较宽的知识面，又

---

① 刘坚，余文森，徐友礼. "深化课程教学改革"深度调研报告 [J]. 人民教育，2010（17）：19.

② [美]拉尔夫·泰勒. 课程与教学的基本原理 [M]. 罗康、张阆译. 北京：中国轻工业出版社，2008：34-35.

在某一点上有较深入的研究，而且敢于出头、冒尖，敢于创新的"十"字形人才。学科间的融合、专业上的深挖都需要以实践活动为支撑，在过程中实践融合、深耕与创新。

二、哲学意蕴：增添教育的关怀性

实践教育是一种教育方法，也是一种课程体系，更是一种教育理念。它以学生为主体，尊重学生的兴趣爱好与独立人格，以面向生活实践为导向，以实践活动为主要载体，以提高学生的实践能力与综合素质为目标。[①] 它的学生主体、强调知行合一、发挥学生主观能动性的特点都给教育事业增添了人文关怀的特质。

（一）在实践活动中学会学习

"知与行"是儒家学说关于认知与实践之间关系的理解，王阳明提出："知之真切笃实处即是行，行之明觉精察处即是知，知行功夫本不可离。"即认知和实践是互相依存，不分先后的。而如今的学校教育却把"知"放在很重要的位置，忽视了"行"的作用。在现代教育中逐渐注入"行"的内容，增加学生实践的机会，丰富学生实践的内容，在实践中理解、巩固与内化接受性的知识，才能变接受性学习为有意义的学习。人类认识发展的而过程是：实践、认识、再实践、再认识，这样循环往复的过程。学习亦是如此，在实践中理解知识的产生与发展，在实践中检验与运用知识，促使认知过程进行能动的飞跃，这样才能避免成为知识的奴隶，而真正学会学习。

---

① 曾素林. 论实践教育 [D]. 华中师范大学，2013：33.

（二）在实践活动中走向自觉

在应试教育下，学生被"灌输"知识，所学内容并非源于学生的兴趣或需求。这样被动的学习是短暂的，社会中也不乏厌学，高考后扔书、烧书的现象。频频的上述事件反映着应试教育的悲哀：学生的自主、自觉性被磨灭。在实践教育中，学生变成活动的组织者、参与者、实施者与评价者。学生能在教师指导下，选择感兴趣的研究问题，采用擅长的学习方式。与学习结果相比，更关注学习过程以及与人合作、问题解决等高阶能力的培养。从此，学习不是一件外界逼迫的事情，而是发自需求的事情，这样的学习才能走向终身。

（三）在实践活动中全人发展

今年，教育部陆续颁布了关于"研学旅行""综合实践""劳动教育"等相关文件，以及中国学生核心素养的提出，都表明全人发展的趋势。实践活动不仅关注知识的学习，还注重方法的掌握、情感的培养等。实践教育能培养学生的各种能力包括知识运用、团队协调、领导、策划组织、言语表达、沟通等能力。[1] 种类丰富的实践活动还有助于实现"五育并举"，在"做"中理解并运用知识，在"做"中培养与增强责任，在"做"中锻炼与强壮体魄，在"做"中体验与热爱劳动，在"做"中感受与欣赏艺术，从而逐步发展成为一个"完满"的人。

三、以评促建：营造教育的新生态

习近平总书记在全国教育大会发表重要讲话时指出，要深化教育体

---

[1]　曾素林. 论实践教育 [D]. 华中师范大学，2013：37.

制改革，健全立德树人落实机制，扭转不科学的教育评价导向，坚决克服唯分数、唯升学、唯文凭、唯论文、唯帽子的顽瘴痼疾，从根本上解决教育评价指挥棒问题。[①]通过建立有效的评价机制，是建构生态教育的调节器。海城小学利用评价撬动学校课程、学生素质的整体变革与发展。

（一）多元评价主体提升合理性

实践论特别强调发挥人的主观能动性，评价主体由单一变多元是推动学生主动发展的手段之一。在实践活动中，学生是策划者、组织者、参与者与执行者，必然学生也是这一活动的评价者之一。学生在正确的自我评价中逐渐建立健康、健全的人生观与价值观。同时，这还是一个自我反思、自我调节的过程，实现高阶认知水平的发展。

教育实践活动与普通实践活动的区别在于，教育实践活动强调教师的引导作用。因此，我们也要关注教师、家长、社会以及同伴的评价，综合多元的评价主体，让评价结果更加真实、均衡、合理。

（二）丰富评价内容把握科学性

分数已经不能作为评价人的唯一标准，"一把尺子量天下"的局面已成为过去时。基于人的差异性，学校应该为学生提供丰富的"尺子"。实践活动是多样性、多层次的，根据标准进行分类后，建立起更加全面和细致的评价指标，提高评价的科学性，发挥评价的激励性作用，让不同层次的学生都有获得感。

将实践生长的评价可视化，打破教育事业发展的危机与挑战，有效地衔接了学科世界与生活世界，实现学校、学生、社会的有效融合。彰

[①] https://www.sohu.com/a/253674371_267106

显教育中的人本思想，强调"知行合一"的学习方式，促进学生的全面发展，打造教育发展的新样态。

第二节 "实践生长"的实践运用

实践是认识的来源和基础，实践对认识起决定性作用，实践是社会发展的动力。教育性实践活动是学生发挥主体性、走向全面发展、实现"知行合一"不可缺少的部分，它存在于校内、校外的方方面面中。"实践生长"亦是学生全面发展中非常重要的一个指标，学校教育评价如何建构合理、科学的评价体系，实践者如何选择典型的数据采集场景、方式及分析方法，如何借助可视化技术化解评价中可能遇到的问题是本研究需要思考的。

一、整体框架

实践生长的范围广，在制定评价指标时要思考：哪些活动属于实践生长维度？这些不同类型的实践活动应如何量化？

不同的学者从不同的角度对实践活动进行分类，基于学校的实际情况，本研究以发生场景为标准进行分类，将教育性实践活动分为下面四大类：社团活动、实践奖项、实践宝贝星、社会参与，从四大不同场景抓取数据，对学生的实践生长进行赋能。

在数据抓取的过程中，我们特别选择一些有代表性的事件作为典型，让评价更加聚焦。例如，在社团活动类中，教师可以根据学生参与社团情况发放能量；实践奖项类，主要指学生在校内、校外获得荣誉情况；实践宝贝星类则聚焦学生在校期间在实践类获得的点滴能量，而这类的分数可以由学生集体评议后由老师进行赋能；社会参与类涵盖小学生主要能完成的几项家校任务清单：社会调查、参观学习、家务劳动、志愿者服务。

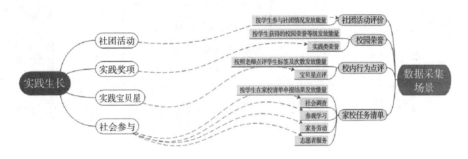

图 6-1　学生数据采集分布图

在确立评价指标后，每一个小项目都对应不同的能量分值。例如，学校根据学生校外获奖难易程度进行阶梯式赋值：学区级获奖为 80g 能量值，区级获奖为 100g 能量值，市级获奖为 200g 能量值，省级及以上获奖为 300g 能量值，在某种意义上，获奖难易程度与能量值对等。类似的，校内实践活动获奖也按照这样的模式进行赋值（表 6-1）。多次参与社会活动或家务劳动可获得 5g 能量。

表 6-1　学生实践生长赋值统计表

				学区级	80
实践生长	实践奖项	校外荣誉档案	校外实践类获奖	区级	100
				市级	200
				省级及以上	300
	实践生长	校园活动档案	学校实践类活动	一等奖	60
				二等奖	40

169

续 表

			三等奖	20
			优秀奖	20
			××之星	40
		按每学期学生参与校园活动的数量发放能量	每参与1个	20
		学校实践类活动过程性点评(实时点评累计)	多次	1
社会参与	家校任务打卡	社会活动参与	多次	5
		家务劳动参与	多次	5

二、实施路径

通过整体框架的搭建,已形成细致的实践生长评价板块。接下来要解决的问题是:如何建立相对应的数据采集场景、选择何种数据采集方式、怎样进行数据分析?

数据采集场景:校外实践类比赛活动获奖、校外社会性的参观学习、校外社会公益活动、家庭家务劳动活动、校内四大生长节活动获奖、教师校内实践性行为点评、校内社团(校队)参与及表现。学生通过参与以上实践类活动,获得实践能量。

数据采集方式:校内外的比赛获奖情况可以通过拍获奖证明(奖状、奖杯等)上传至系统,由班主任审核通过后获得能量。社会性、家庭性的活动则通过填报相关问卷收集而获得。校内实践表现主要以教师的及时点评获得。

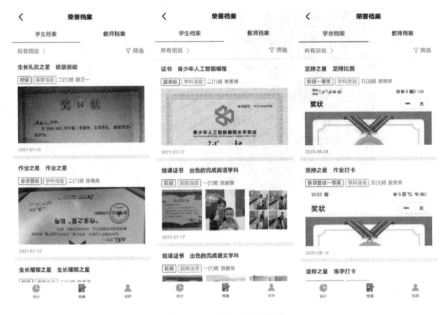

图 6-2　学生荣誉档案

数据分析系统：系统根据不同类别的数据来源进行分类、汇总。借助可视化手段，通过呈现雷达图、饼状图、柱形图或折线图等形象、直观地向学生、家长、老师展示学生的实践生长情况，每次能量的获得都有迹可循，系统记录了学生每个阶段的生长信息，学生能够根据需求进行数据筛选、分析，最后形成可视化的生长报告。

三、结果呈现

实践生长板块同其他板块的呈现形式一致："植树"任务，融入游戏元素，增加学生的兴趣与参与度。

动静结合的能量明细：学生在某一项目中获得能量后，都会立马变成动态的能量球，等待学生"摘取"。下方的细目表会有对此能量的获得时间、获得缘由、获得数值的记录。

171

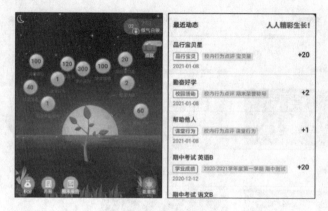

图 6-3　能量来源明细

整体分析的能量比重：在实践板块，系统会对能量进行再次分类、汇总，学生可以查询每一个二级类项目能量的占比情况。对家长、学生、老师而言，能够更加清楚孩子在实践生长板块哪些地方有进步，哪些地方是优势。

月度素养报告：每个月，系统会对每位学生实践板块的能量分值进行分析。系统一般借助饼状图呈现本月总体情况，接着分项目进行分析，会采用条形图进行本月数据、上个月的数据和班级平均数据的对比，最后根据数据的分析会给出温暖的提示语言，鼓励学生不断生长。

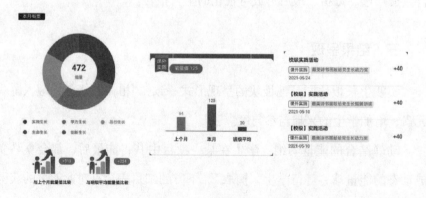

图 6-4　月度素养报告

学期素养报告：涵盖面广，整体性强。首先，借助饼状图呈现运课外实践、实践宝贝星、校园活动、社团活动、诗意生长节、其他等情景所采集的数据，了解不同场景分数占比情况。其次，每个数据采集模块将利用条形图进行上学期、本学期和班级平均值之间的分析，通过饼状图呈现改项目不同频次之间的占比情况。其三，以列表的形式呈现改类目所有得分项的细则。其四，就是根据数据的比对将会产生一些温馨的提示语言，引导学生正向生长。

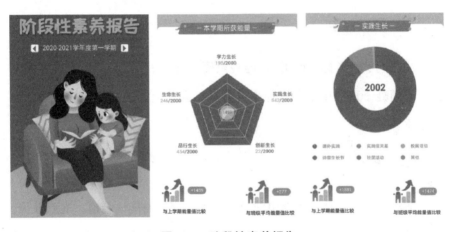

图6-5　阶段性素养报告

第三节　"实践生长"案例分析

案例10：

实践锻炼可见，评价力促生长

——生长文化视域下学生实践生长教育管理案例

梁筠婷

新时代的教育要改革，就需要在大数据处理与分析等新技术的支撑下，结合人工智能把具有个性化和针对性的学习内容和学习方式给到学生，这才能真正"以学习者为中心"。海城小学开发学生生长评价系统，通过家校合力记录学生成长点滴，并将这些过程性的成果转化为"小苗生长能量"，在新技术支持下对课堂大数据的采集与统计分析来实现教学效率的提升，深度合作打造智慧校园。这种利用科技融合环境教育的方式，让"生长教育"的理念沁入学生的心田。在此，我聚焦学生生长评价系统评价系统的实践生长评价模块，跟踪与分析学生个体案例。

一、研究对象

小胡同学，人称"锴哥"，样貌黑瘦，机灵活泼，记忆力好，表述力强，成绩处于班级中上游。他十分好动，因此上课坐不住，气质类型为多血质。

（一）优点

活泼开朗的性格让他遇事时反应迅速，交往时能说会道。适应性强，可塑性大，为人热情，善于表达让他在新环境中能迅速结交朋友。他虽然快人快语，但内心柔软，遇事敏感，能体察周围人的情绪变化，并做出反应。

（二）缺点

多血质的孩子注意力容易分散，注意时间较短，注意点变换快，所以小胡同学具有容易分心、小动作多、稳定性差的特点。同时，他缺乏耐力和毅力，很难做到一以贯之。

小胡同学刚入学不久，在海城小学学生生长评价系统中就反映出，小胡智力水平较高，才华横溢，五大模块生长趋势良好，但实践生长数值较低。由此可见，一方面，小胡学习能力强，可塑性高，是一个全面发展的"好料子"；另一方面，由于注意力容易转移，因此小胡对于参加学校的活动积极性不高，就算参加了也不能发挥真实水平，难以专注地投入到一个活动中。

二、问题分析

（一）比较自我，无法与同学通力合作

小胡同学是独生子，家境条件较好，备受父母呵护。由于小胡同学在入学前期缺少与同龄人共同生活的经历，导致他有很强的自我意识，不顾及他人感受，对自我约束性较低。例如，上课随意插嘴，时刻想引起老师、同学的注意等。同时，父母过度的呵护也导致其依赖心强，不愿面对困难，缺乏耐力和毅力。

独生子女家庭容易出现重视智育而忽略实践培养的问题，父母对孩子娇宠溺爱，提供过多的关心和帮助，长此以往，孩子意志品质比较薄弱，容易受外界影响，自觉性和持久性较差，缺乏实践能力。

（二）传统的终结性教育评价无法激发学生内驱力

传统的教育评价侧重评价学生的学习能力，注重结果，在相当长的一段时期内，终结性教育评价是诸多学校的主要评价方法，也使得学生的实践能力发展遭到忽视。针对小胡平时活泼健谈，一到班级乃至校级活动就缩手缩脚、不主动报名的情况，每位教师都采用了一些激励措施，比如发放小红花贴纸，积累一定数量的小红花可兑换小奖品，以此调动

他的积极参与性，但半学期下来效果并不明显。而且"聪明"的小胡同学很快对这种评价方式有了"免疫力"，产生了厌倦感。因为这种传统的教育评价更为注重结果，不太重视过程。

对于各科老师来说，无法分析利用评价数据；对于小胡同学来说，他得到的只有小红花贴纸，只知道做得好能拿到操行贴，不知道具体评价标准。可见，终结性教育评价随意性比较强，无法激发学生的内驱力。

（三）无法聚焦实践生长

以往，教师和家长一味将目光放在小胡的学力发展上，没有做到因材施教，没有充分挖掘孩子的"闪光点"。并且，科任教师没有统一的评价标准，没有聚焦小胡的生长点，给出的评价对孩子的生长作用有限。

小胡成绩优异，品行端正，口齿伶俐，但是不积极参与集体活动，也缺乏实践能力。

三、效果与措施

如何改变传统的教育评价方法，促进小胡同学全面发展、健康生长呢？对此，我利用了生长评价系统这一有效工具。学校用"可见"的评价工具和评价方式，根据四大生长素养的内涵，在生长评价系统中设置了生命生长、品行生长、学力生长、实践生长、创新生长5大模块，并将可视化作为信息技术与教育融合的切入点，从而创建了"可见"的教育教学情境，让每个学生在不同时期、不同范围都有进步的机会和不断正向"生长"的经历，同时依托班主任、联合学科教师，调动家长等相关人员，建立统一标准，形成评价合力。小胡同学最大限度地发挥了自己的潜能，其生长过程在生长评价系统中清晰可见。

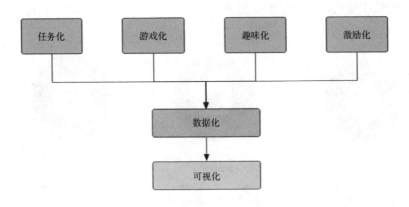

图 6-6　海城小学多元评价方法

（一）数据分析

小胡同学为了让生长园中的树苗苗壮成长，用自己在校内外的各种表现来兑换能量。小胡亲自采摘能量，实现了从"要我生长"到"我要生长"的转变。

表 6-2　学生实践生长数值统计表

时间	个人实践生长数值	生长情况
2019.2	16	课堂积极思考
2019.7	515	开校典礼朗诵
2019.12	975	素养生长节和体魄生长节主持，思维生长节朗诵

2019 年 2 月，小胡总能量值只有 16，课外实践 4，只占总能量的四分之一；到 7 月第一个学期结束时，小胡的总能量值为 515，实践生长能量值为 120；到 12 月第二个学期结束时，小胡的总能量值达到了 975，

实践生长能量值占总能量的三分之一。

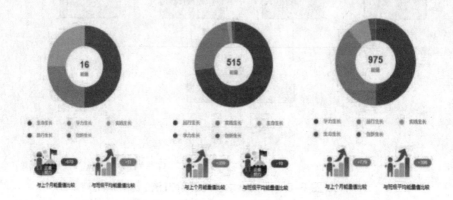

图 6-7　2019 年 2 月、7 月、12 月小胡总能量数值统计图

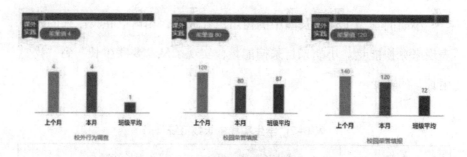

图 6-8　2019 年 2 月、7 月、12 月小胡课外实践能量数据

2019—2020 学年第二学期结束时，小胡成了班级里能量最多的学生，获得了"傲气白银"的称号，在本学期生命生长、品行生长、学力生长、实践生长等评价维度上都获得了不同程度的生长。与班级相比，远超班级平均能量 212，与自己上学期能量对比，更是增加了 352。

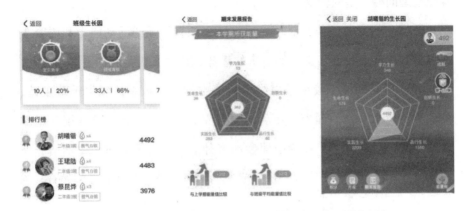

图6-9　2020年1月小胡期末发展报告及个人生长园

我们发现，除了学力和品行两个模块的稳步发展外，该生在实践生长这个模块表现尤为突出，这与其积极参与实践活动，认真坚持保证活动质量并取得良好成绩，有着密切联系。那么，是什么促使小胡同学在短短一个学期就发生如此大的转变的呢？

（二）有效措施

1. 转变评价方向，立足实践生长点

教育评价主体应该是学校、家庭、社会的并集，也就是说"社会课堂"是教育评价的主阵地。学生需要在社会环境中历练，因此通过学生社团及社区志愿服务等实践活动提升学生核心素养，也通过这些活动的数据，让学生体验到成就感，享受到除了学业之外的乐趣，增加自我的生长厚度与广度，真正实现全面发展。

任务驱动是小胡内驱力被激发的重要因素。任务驱动是实现学生"要我生长"向"我要生长"的转变，它对学生实践生长有两点好处。一是数据的汇集实现模糊化向可视化的转变（可见），二是数据结果的分析实

现经验型向科学型的转变。

根据小胡反应迅速，对环境适应性强，有很强的活动能力和语言表达能力的优势，我逐步交给他更多的任务，让他有机会参加更多的活动，比如开校典礼朗诵、校夏季思维生长节主持、校秋季体魄生长节主持、校冬季诗意生长节朗诵等，在活动中磨炼他的意志。在严格其组织纪律性的同时，对他热情；在给予他参加多种活动机会的同时，注重培养他的稳定性；针对他粗心大意、虎头蛇尾的问题，进行有针对性的教育。

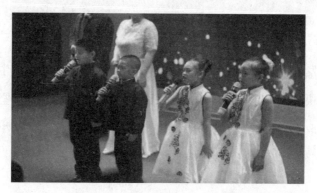

图 6-10　小胡在开校典礼上朗诵

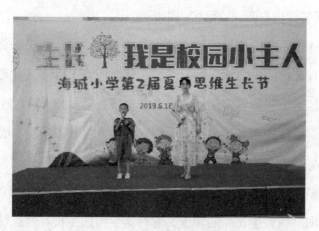

图 6-11　夏季思维生长节主持

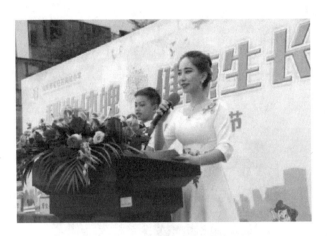

图 6-12 秋季体魄生长节主持

在任务化、游戏化、趣味化、激励化的生长评价下，小胡开始挑大梁，参与了越来越多的活动，也获得了不少奖状。

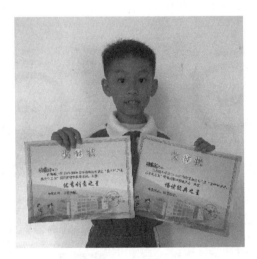

图 6-13 冬季诗意生长节奖状

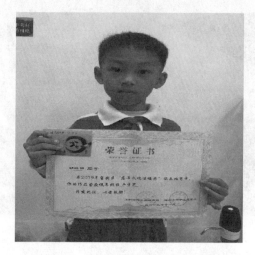

图 6-14　区征文比赛二等奖奖状

　　小胡获得的这些奖状通过可视化转化成不同的积分，变成能量（每获得 1000 能量即可种成一棵树）。

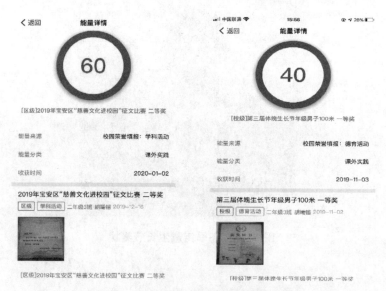

图 6-15　小胡在学校活动中获得的能量

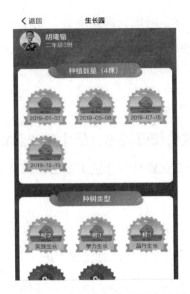

图6-16　小胡个人生长园中的树

2. 转变评价模式，促进优质发展

内驱力是学生持续发展的源动力。传统的教育评价方法多以教师为主体，通过教师对学生的评价来促进学生品行的进步，这并不能调动学生的自觉性，还停留在"教师要学生生长"的阶段。海城小学学生生长评价系统将单一、少维度的评价转化为多元、立体的评价，有利于丰富儿童的课程学习，平衡发展其核心素养，使每位学生的潜能得以最大限度地挖掘和开发。

在生长评价系统中，每位同学的实践生长过程都可视化呈现，这极大地激发了小胡的兴趣，他的学习积极性大大提高，学习和生活习惯也越来越好。

（三）改进优化

海城小学积极推进实践育人工作，举办了演讲比赛、四大生长节等丰富多彩的活动，为学生的成长搭建平台，使学生的竞争意识、合作意识、研究能力、沟通能力进一步提高。

案例11：

实践生长可视化，学生生长看得见

——生长文化视域下学生实践生长教育管理案例

肖玉竹

随着时代的进步，科技发展日新月异，教育信息化已成为不可阻挡的趋势。十九大以来，我国教育信息化发展进入 2.0 阶段，如何利用信息技术将零散的、隐性的教师评价得到更好的优化与发展，利用大数据和智能信息技术融合创新教育教学评价机制成为一个有着充分研究价值的方向。海城小学以"生长教育可视化评价系统的开发与应用研究"为主题开展了一系列实验与研究，在学校的组织引领下，我聚焦本套评价系统中的学力生长评价模块，跟踪与分析学生个体案例。

一、研究对象

小骞同学，有着与年龄不相符的稳重感，遇到事情不急不躁，待人真诚，有一双能发现别人优点的眼睛；他在学习上稳扎稳打，善于从多角度思考问题，对事情有自己的看法。

（一）优点

小骞同学善良、心细，从不戴着有色眼镜去评价别人。他善于发现每个人在细微之处的闪光点，班上有需要帮助的同学，他总愿意伸出援助之手，优异的成绩让他成为班上的佼佼者。

（二）缺点

由于小骞同学自制力较强，做事稳妥，可塑性强，所以被安排了当老师的小助理，也由于沉稳的性格，他难以在一些活动中发挥自己的闪光点。

综上所述，小骞同学虽然品行优秀，但是在表现自己优势方面还比较欠缺，在班级属于"默默无闻"的学生。

二、问题分析

（一）自我控制能力强，个性原因无法合作

小骞同学父母学历高，家庭经济条件优越，母亲由于怀有二胎因此暂时不工作一心一意在家辅导小骞同学学业，父亲偶尔会跟孩子一起做科学小实验。小骞父母都是低调内敛的人，所以小骞同学会在平常生活中不善多言，因此许多小组合作的活动或是学科展示活动时会因性格原因没有办法完成展示。

（二）过程激励性评价，心态原因收效甚微

在教学过程中，老师们会通过奖惩机制引导孩子正向参与课堂学习，针对小骞同学的性格腼腆不善于展示自己的个性，各科老师也会在课堂教学中不断搭建展示平台的脚手架，鼓励学生大胆展示并进行点评和鼓励，例如学科老师会通过课堂表现、展示情况发放小红花，再根据积攒的小红花兑换相应的小奖品，以此来激励学生大胆尝试。

对于小骞同学而言，开学伊始的贴纸能在一定程度上激励其大胆尝试，但由于其有自己的"面子"原因，以及同学期待的目光下，反而造

成每一次上台展示都会给自己造成巨大的压力，如果做不好就会很沮丧。因此获得越多的小红花就会觉得压力很大，并渐渐影响到与自身的人际关系。此类激励性评价只让学生自身注意到了结果，无法享受其中的过程，因此在学生实践生长过程中，渐渐给学生造成了压力。

（三）采取集中性评价，个性问题无法解决

初期，在班级教育教学中，更注重班级的共性问题，对学生的激励表扬、批评指正均局限于班上存在的共性问题，没有注意到学生的个性问题。在这样的教育中，虽然能对学生的成长起到一定的作用，及时的激励鼓舞能激发学生信心，但对于优秀的学生来说效果出现偏差，降低了学生的自我效能感，使得实践养成效果下降。

三、效果与措施

为了提升学生的自我效能感，探索学生生长合适的"路径"，采取可见的评价记录学生实践生长的过程，借助学校可视化评价系统，将信息技术及评价深度融合，通过数据凸显学生生长历程。

（一）数据分析

提高小骞同学实践，树立小骞同学自信，挖掘小骞同学身上潜能，让完成一项任务中获得充实感，我采用利用学校生长活动平台，搭建班级展示平台，激励学生主动生长。在生长评价系统中，借助"植树任务"驱动学生努力表现，积极参与实践活动，以此获得能量，帮助自己的生长树苗壮成长。在数据研究中发现，其效果良好。

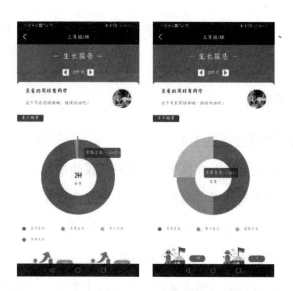

图 6-17　2019 年 10 月、11 月学生总能量对比图

如图 6-17 所示，小骞同学生长能量值大幅度攀升，10 月份品行生长值占总生长值 0.4%；11 月份品行生长值占总生长值 25%；从数据中可以看出，小骞同学的实践生长比重日益增加，且总生长能量也在缓步上升。

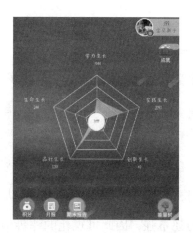

图 6-18　2020 年 7 月学生个人生长园

如图 6-18 所示，到 2020 年 7 月，小骞同学的生长总能量值大幅提

升，学力生长、实践生长及品行生长能量值均有所增加，其中实践生长占总能量值的 41.47%。

（二）有效措施

1. 让学生成为生长的主人

生长历程不仅分为五大模块，而在每个模块中也有细致划分，例如在课堂行为中细化到注意力集中、积极思考、遵守纪律等小的板块，这样的评价设定，让评价在学生的生长过程中留痕，帮助学生提高自省能力，及时、直观地发现自己的优势与不足，以此不断补齐短板。

生长评价系统借助采摘能量这一形式，让学生通过收取能量去观察自身生长情况，其过程让小骞同学享受付出努力之后获得的成就感。在生长评价系统的辅助下，可视化评价让小骞同学更有动力、更加主动地达成任务目标，促进自身实践生长。在内驱力不断提高的情况下，小骞同学在课堂中也能渐入佳境，无论是课堂表现还是班级展示、学校活动等参与度大大提高。

2. 注重过程型评价的激励作用

生长评价系统让学生生长可见，不仅为学生发现自己生长历程提供便利，也为科任老师发现学生闪光点、不足之处提供了科学依据。作为班主任，也能在生长评价系统中更全面的了解学生。

由于小骞同学的自信心大大增强，所以接连被科任教师挖掘，例如加入小小实验家社团、参与校内外演讲比赛等活动，由于小骞同学是低年段学生，抗压能力还不强，因此可视化的评价给予其最直观的感知，帮助其树立自信。根据小骞同学的生长情况，每月月末我都会和他一起分析他的生长情况，结合呈现的数据分析其进步及不足，让评价落在学生生长过程中，在自己的生长中发现闪光之处，学会自我勉励，在自己的生长中发现不足，懂得补齐短板。

作为班主任，我联合其他学科老师，互通有无，针对孩子各学科的表现状态，给予针对性指导，在一次次可视化分析中推动学生的转变，帮助其养成良好的习惯。在长期的不断锻炼中，小骞也逐步提高了情绪管理能力。

（三）改进优化

生长评价系统让评价可视、让生长可视，学生的生长不再是每学年结束时老师寥寥数语的点评，而是过程中动态的数据、有迹可循的生长变化。小骞同学正是在数据的依托中发现自己的不足之处，以此提高自我效能感，努力地跳一跳够到生长的果实。

以数据为依托的评价方式，让家长、教师发现学生的动态成长，也为家长、老师提供可教育的方向，让家长、教师更有针对性地去引导孩子的良性生长。

在小骞同学的生长历程中，我们可以看到他的努力，也能看到他的反复，数据的直观呈现如同一把标尺，时时刻刻提醒我们关注学生的生长情况。经过一学期的努力，小骞同学实践能力得到有效生长，在后续教育过程中，我将会针对其他生长板块，引导其全面发展，帮助其品行、实践、学力、创新、生命等方面齐头并进。

第七章 "创新生长"可视化研究与应用

创新是一个民族进步的灵魂，是一个国家兴旺发达的不竭动力。孔子《诗经》云"周虽旧帮，其命维新"；老子《道德经》云"天下万物生与有，有生于无"；《大学》《尚书》云"苟日新、日日新、又日新""德日新、万邦为怀"。创造、创新精神对民族发展和社会进步具有重要的推动作用。

古希腊时期，亚里士多德将"创造力"定义为"产生前所未有的事物"。20 世纪 50 年代，心理学家吉尔福特提出"创造力是普通人具有的一种能力，几乎所有人都有的创造性行为"[①]，并指出创造力是智力的一部分，发散性思维是具有创造性的思维。以此为重大标志，世界各国心理学家着手对创造力进行大量的实验研究和案例分析。

由上可见，中西方都高度推崇创新精神。有关教育创新的实践也源远流长，孔子的"因材施教"针对不同学生的身心特点采取针对性教育方式开了创造力教育的先河。《国家教育事业发展"十三五"规划》强调创新能力的培养需要开始于中小学阶段，在教育教学中注重保护学生的好奇心和求知欲，激发学生的学习兴趣、科学兴趣和创新意识，训练学

---

① 白磊. 遮蔽了的璀璨——中国古代创新思想发微. 顺德职业技术学院学报，2007:(03)
77−80.

生掌握科学的方法，逐步培养学生逻辑思维、辩证思维以及创新思维。①
创新品质是隐形的、稍纵即逝的，因此如何利用信息技术和可视化的手
段乃是评价的探索之本。

第一节 “创新生长”的基本内涵

联合国教科文组织总干事伊琳娜·博科娃在发布《反思教育：向“全
球共同利益”的理念转变》序言写道：“我们在 21 世纪需要什么样的教
育？在当前社会变革的背景下，教育的宗旨是什么？应如何组织学生学
习？”21 世纪什么样的学习过程和学习状态才能超越知识本身的学习，
实现学习素养的可持续发展，引领学生走向自由和幸福？这个问题引起
广大教育者的深思和对教育的反思，而创新能力应该是重中之重，创新
能力着重培养学生积极主动寻求创新方法并能够创新性解决问题的能力，
所谓“授之以鱼，不如授之以渔”，学生学会独立思考积极寻求解决问题
的能力，这才是教育之根本所在。

一、时代发展呼唤：需要创新人才

“创新是引领发展的第一动力”，这是习近平总书记关于创新与发展
做出的重要指示。创新型人才是推动经济创新、文化创新、科技创新和
教育创新的中坚力量，而培养创新型人才离不开教育。在海城，我们把
创新生长作为一个重要的评价指标，创新是教育的灵魂和核心，那么，
创新有哪些特点呢？

---

① 中华人民共和国教育部制定. 普通高中课程方案（2017 年版）[M]. 北京：人民教育
出版社，2018.

（一）思维的独特性

思维的独特性，即对问题有独特、新颖的见解，凡事经过独立思考而非人云亦云的酱缸文化的思想产物。遇事常有思想、新观念、树立新形象和拿出新点子、新办法。在教育教学实践中，教师是引导学生思维独特的灵魂人物，提倡学生思考解决问题的多样化，鼓励学生回答问题的独特角度和新颖性。只要有经过独立思考、有独特角度的回答，都给予记录赋能及时评价，鼓励其不断创新、创造，保护学生们的好奇、热衷的原始状态，在评价上给学生多元化的及时鼓励，最大限度地刺激学生自主思考问题，多样化解决问题的习惯，培养从小开始思考独特性的品质。

（二）思维的发散性

发散性思维有三个特征：流畅性即产生大量想法的能力特征；变通性即改变思维方向的能力特征；独特性即不同想法的能力特征。发散性思维意味着知识经验丰富，思路开阔而流畅，方法灵活，智力活动阻滞少，反应迅速。创造力的本质特征是创新，然而它并不神秘莫测。创造力与创造思维一样，人皆有之，并非少数天才人物所特有，它是人类的一种普遍的能力。课堂上，它要求教师改变传统的教学观念，建构以生为本、师生互动、师生共建的课堂，敏锐捕捉学生生成之处，在师生互动的教学过程中，教师通过对学生的需要和学生感兴趣的事物及时做出判断，并赋予能量值可视化的评价，以最大限度地促进学生思考，捕捉学生发散思维之花。

（三）思维的批判性

思维的批判性即要有质疑精神，而非人云亦云。指通过一定的标准评价思维，进而改进思维，是合理的、反思性的思维，既是思维技能也是思维倾向，最初起源于可以追溯到苏格拉底。[①] 质疑能力是指学生能顺利地提出有价值的问题的个体心理特征。敢于提问，善于提问是其重要标志和表现。思维的批判性包含两个方面意思：其一是敢于怀疑权威（包括教师和书本）敢于向他们挑战的精神；其二是善于发现问题和提出问题的能力。小学学阶段是培养学生各种能力的萌芽阶段，教师就是要帮助学生培养并发展各种能力，尤其是创新能力。通过可视化的评价机制，让其成为学生思维发散、思维批判的催化剂，从而保护学生们的好奇、热衷的原始状态，养成思维品质的批判性，从小学开始具有怀疑精神，怀疑教科书的精神，怀疑教师的精神，敢于质疑敢于提问，从而进一步的对其深入探究和认真探索。

二、学习方式转变：指向核心素养

《中国学生发展核心素养》以培养"全面发展的人"为核心，其中学生的创新精神（理性思维、批判质疑、勇于探究）为关键素养，可见，如何可视化评价学生的创新精神并保护其好奇怀疑的态度为重中之重。

（一）契合以生为本

学习的主体是学生，教师起主导作用，教师要把学习的主体还给学生。致力于构建面向未来的"学习中心"，"创新引领未来"，"追求卓越，敢为人先"。海城的教师可以凭借可视化评价系统，及时发现、鼓励学生积极主动思考，敢于质疑敢于提问，把看不见摸不着的创新精神和思维

---

① https://www.baike.baidu.com

品质可视化。

（二）符合年龄特征

国外研究者认为儿童创造力发展的总趋势是随着年龄增长的，但各年龄段的发展是不平衡的。幼儿期是儿童创造力的萌芽时期，3～4岁是幼儿创造性发展较高的时期；小学阶段学生的创造性想象，低年级比高年级丰富。由此可见，创造力的培养应从小学开始就要鼓励他们多动脑筋培养创造精神。可视化的评价机制，小学阶段的学生认为是能量化、游戏化、晋级化，在游戏中慢慢发展创造能力和创新品质。

（三）创新人格和创新思维

学生创新能力培养的关键包括创新人格和创新思维，毫无疑问，教师在教育创新中承担着重要使命。特级教师于漪说，"教师在传授知识的同时应该注重思想、道德、情操、品质、价值观等方面的熏陶和感染。"在海城，所有的学科的教师都可以凭借可视化的评价系统对学生进行合力评价，把学生的创新人格和创新思维挖掘出来。

三、可视化评价：保障创新能力长期培养

基础教育课程改革提出了建立促进学生全面发展的评价体系，评价不仅要关注学生的学业成绩，而且要及时发现和鼓励发展学生多方面的潜能，特别是培养和保护学生的好奇心和质疑品质。海城利用可视化的评价撬动学生素质的整体变革与发展。

（一）建立终身电子档案，体现创新能力发展过程

评价的目的是促使发展，学生创新能力发展的整个过程有图表报告，

给予学生和家长一份完整的报告，供其诊断并做出改进。教师可以导出每月每学年的创新发展报表，精准分析不同阶段该生的创新能力，快速制定详细的成长计划。终身电子档案便于学生和家长随时随地导出报表和报告，是学生生长的基石。

（二）重视过程性评价，注重考查学生创新能力

传统的终结性评价大都是笔试形式用试卷直接呈现，而学生的创新能力和质疑精神很大程度的无法呈现出来。而可视化评价系统在创新维度包括：善于发现问题，有解决问题的兴趣，能制定合理的解决方案，有在复杂环境中行动的能力，有学习技术的兴趣，有工程思维，善于创造和改造物品等方面。借助可视化的评价系统，在学习活动中，学生表现出的提问和假设的能力、交流与合作的能力，分析和推理的能力，创新的能力等可以及时赋予能量供学生摘取并晋级。

总之，可视化评价不仅可以评价学生所知，还可以评价学生所能，传统的纸笔测试只能测量学生"知道什么"，但不能评价学生"能做什么"。可视化评价则绕过了作为预测或征兆的中间地带，直接对学生"能做什么"的行为过程表现进行评价。

创新能力生长评价的可视化，培养了学生的创新人格和创新思维，使学生敢于挑战权威，敢于质疑和提问。

第二节 "创新生长"的实践运用

创新是引领未来发展的第一动力，培养创新人才是当前学校素质教育的重要任务。海城小学将培养学生的实践能力、创新能力作为教育教学改革重点，以培养创新型与复合型人才为目标，关注学生个体的"创

新生长"。那么如何用有效的评价，促进学生创新生长呢?

一、整体框架

我们很难用终结性评价来评判学生的创新能力，所以我们通过文献检索、师生访谈和数据调查等方法，选取了一些与学生创新生长相关性较高的评价指标，主要包括：创新意识、创新奖项、创新生长、创新行为、创新宝贝星。通过校园行为点评、校园活动评价、校园荣誉、家校任务清单，对学生的创新生长进行赋能。具体的能量来源如下图所示:

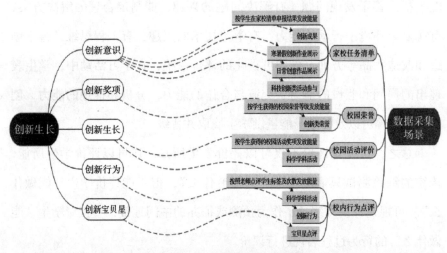

图 7-1 学生数据采集分布图

确定创新生长的具体评价指标。在创新生长相关数据采集的过程中，我们特别选择一些有代表性的事件作为典型，让评价更加聚焦。比如在校园行为点评中，教师根据三个方面进行针对性的点评创新宝贝星、课堂创新行为、科学学科活动。具体做法是，教师根据学生的作品评为创新宝贝星，课堂上创新行为依据这 7 类进行评价善于发现问题，有解决问题的兴趣，能制定合理的解决方案，有在复杂环境中行动的能力，有学习技术的兴趣，有工程思维，善于创造和改造物品；在校园活动中，聚焦教师在校园期间的创新活动，比如学校的夏食活动相关视频的评比，寒假组织开展"深"度假期"圳"在行动主题作品活动评比，选出有创意的作品；家校任务清单中，参加学校科技创新大赛并获奖的同学，以及寒假暑假作品被选中展示的同学。

在确立评价指标后制定每个项目的赋值标准。例如，学校根据学生校外获奖难易程度进行阶梯式赋值：学区级获奖为 80g 能量值，区级获奖为 100g 能量值，市级获奖为 200g 能量值，省级及以上获奖为 300g 能量值，在某种意义上，获奖难易程度与能量值对等。校园行为点评、校园活动评价、校园荣誉、家校任务清单这个采集数据场景全是按照此能量值进行赋值，以保证每个同学的能量值的公平性。

二、实施路径

整体框架搭建完成之后，该如何采集数据并进行关联分析呢？接下来从数据采集场景、数据摘取方式、数据分析系统三个方面介绍。数据采集场景：校内创新作品展示、学力强基比赛获奖、校外科技类比赛活动获奖、校外各比赛获奖、夏食活动、作品征集活动、校内四大生长节活动获奖、教师校内课堂创新行为点评、校内社团（校队）参与及表现。

数据摘取方式：学生校内外比赛获奖证明可上传至系统，由班主任审核后给出能量；社会性、家庭性的活动则通过填报相关问卷获得能量；课堂创新行为由科任教师审核后给出能量。

数据分析系统：系统根据类别、来源分类数据，生成雷达图、饼状图、柱形图或折线图等图表、直观地向学生、家长、老师展示学生的创新生长情况。学生可以看到创新生长总能量分别来自哪个版块、哪个项目，还可以看到自己与班级创新数据的对比，了解自己的创新生长情况，并导出创新生长月报、期末报告汇总等相关分析报告。

三、结果呈现

创新生长板块同其他板块的呈现形式一致："植树"任务，学生亲自摘取能量，采摘的动作将能量转化到生长树中，任务化和趣味化的过程促进学生内驱力的激发，增加学生的兴趣与参与度。

能量来源明细：显示所有能量值的总数据，显示创新生长的总数据。系统会对能量进行再次分类、汇总，学生可以查询每一个二级类项目能量的占比情况。对家长、学生、老师而言，能够更加清楚创新方面哪些获奖多，哪些比较少，哪些是空白以后加强的方向。同时可以与班级的创新生长平均值做一个宏观对比。

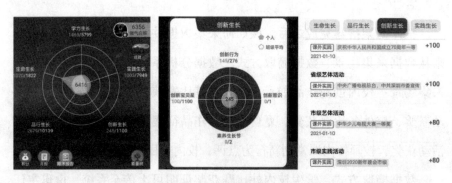

图 7-2　能量来源明细

月度素养报告：学生可以导出能够反映月度创新生长情况的饼状图、柱状图等图表，与上月数据对比，进步在哪方面，退步在哪方面，哪些方面是空白的，一目了然。

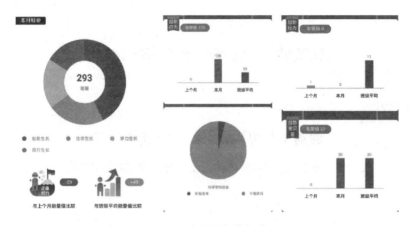

图 7-3　月度素养报告

学期素养报告：期末发展报告高度概括本学期的创新生长数据，雷达图、饼状图、柱形图、折线图等图表呈现了学生一个学期的能量情况。首先，饼状图呈现了采集自创新宝贝星、课堂创新行为、四大生长节、科技创新比赛、假期作品征集等场景的数据，以及能量占比情况。其次，每个数据采集模块将利用条形图进行上学期、本学期和班级平均值之间的分析，通过饼状图呈现改项目不同频次之间的占比情况。学生可以根据这些可视化的评价图，对本学期创新生长横向和纵向的分析比较，制定下学期的生长规划，利用评价系统更好地促进学生创新的生长。

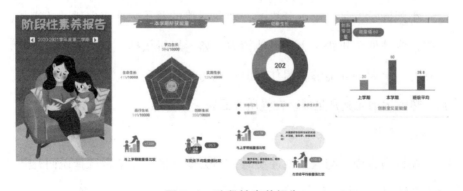

图 7-4　阶段性素养报告

第三节 "创新生长"案例分析

案例 12:

创新生长可视化，综合评价促生长

——生长文化视域下学生创新生长教育管理案例

随着时代的进步，科技日新月异地飞速发展，教育信息化已成为不可阻挡的主流趋势，如何利用信息技术将零散的、隐性的教师评价得到更好的优化与发展，利用大数据和智能信息技术融合创新教育教学评价机制成为一个有着充分研究价值的方向。本着教育信息化的精神，在学校的组织引领下，我在生长教育可视化评价系统创新评价模块进行个体案例做了如下追踪与分析。

一、对象与归因

（一）研究对象

小熙同学，是一个十分机灵，外向活泼的孩子。样貌白皙，社交能力强，成绩处于班级中上游。他精力旺盛，思维敏捷，充满想象力，想法独特。上课期间能够坐得住，但注意力维持时间短，易分神，好奇心强，热爱运动尤其是足球，在气质方面属于多血质。

1. 优点

在行为方面：与人发生冲突时，不会变本加厉，常常选择说回几句后不继续深究的行为处理。

在性格方面：活泼外向的性格能让他很快适应新的环境，与人交往不怯场不害羞，保持自信满满，能够灵活变通。思维灵活，理解能力不错，有孩子般天真的想象能力和发散能力，因此，从中我们可以看出他的情绪较为稳定，有一定的素质涵养，也有一定的包容度。

2. 缺点

在行为方面：在学习的过程中往往容易犯"粗心大意"的毛病，凡事理解个大概即可，在细致性方面有所欠缺。

在性格方面：虽然他机灵活泼，但他常常容易心浮气躁，粗枝大叶，这也在一定程度上影响了他的深度思考，从而创新意识和创新能力有待提高。

（二）问题分析

1. 背景分析

小熙同学是家里的独生子，爸爸妈妈对他宠爱十分。虽然其爸爸妈妈的文化水平与其他家长相比有明显的优势，但其孩子的学业并没有显露出与其家长文化水平相同等的表现。综合观察小熙同学各方面的表现以及科任教师在与其父母的沟通交往中，均发现小熙同学对于自己没有较高的学习要求，缺乏一定的上进心，对于学习态度从作业书写的缺乏一定的工整以及考试中普遍容易出现低级错误可以看出。

2. 方法分析

一是家庭教育理念和方法陈腐老旧，学生上进心不足。家长对孩子比较宽容，不曾给孩子树立正确的积极性强的榜样意识，也不曾帮助孩子树立远大的目标和梦想。家长的教育观念也仅停留在读书考上大学这个直观目标上。因此孩子的目光和眼界并不高，比起同龄的孩子，也更容易满足，做事不严谨，作业上经常会出现低水平的知识性错误，缺乏一定的分析、创造的能力。

二是日常评价重结果轻过程，且评价标准的随意性主观性较强。在日常学习中针对小熙同学容易出现的浮躁、不够细心、积极性不够、对自己缺乏一定的约束和要求、易满足当下，缺乏一定的创造性等不足，各科任教师采取各种教育措施，积极对该生进行转变，力求收到良好的效果。在跟踪小熙之前，我在数学课上会根据他在课堂上的表现（举手回答问题的逻辑性，上台书写的工整性）、作业完成的严谨性等情况反映出的表现给予相对应的小红花贴纸，并且满 10 个小红花可兑换精美奖品一份。此种措施主要目的在于促进学生基础的巩固，思维的发展。早期初见成效，然而时间一长，此种措施的弊端也一一浮现：首先重结果轻过程。对于像小熙这类思维灵活的孩子，对于此种常规奖励评价机制十分容易产生厌倦感和麻痹感。小红花的累计只是一种代币，表示你做得好所得到的结果。然后对于其背后为什么能够得到小红花的原因有些时候学生并不清晰。这样容易导致盲目地在意结果而忽视的过程的重要性，让激励机制变了味。其次奖励标准主观性强，随意性强，对于中层或者中下层的学生激励效果大打折扣。对于一些只能拿到少数几个贴纸的孩子，距离 10 个贴纸的目标实在是遥遥无期，这些孩子中途便已经自我放弃，教师的激励机制已经失效。再次，纸质的小红花贴纸贴在课本的第一页，让孩子能够翻开课本就能时刻提醒自己。但是，这样并不利于教师对学生的积分情况进行收集统计，从而对学生电子数据的系统存档设置了障碍。最后对学生的激励与批评教育时，教师主要依靠以往的教育经验作为支撑，可能缺乏一定的科学理论的基础。

三是各科合力不明显，学生学习目标不明确。由于小熙同学的思维灵活，有极大的创新潜力，因此各科任老师前期对待小熙同学的激励教育上采取各种方法，通过自己一定的努力对该生在某一方面进行积极引导，这无疑是有益的。但站在立足孩子终身发展的角度上，我们就要做到素质教育，全面教育。各位教师的教育犹如每一颗黑夜中的星星，闪耀却散落在天空。如何将各位教师的教育努力拧成一股绳，形成合力，一起助力孩子的生长成了我们亟须思考的问题。

二、效果与措施

在学校生长历程软件中，我们将该生在创新生长方面的数据进行对比分析，发现结合可视化的数据对学生进行及时点评和反馈，能起到良好的正面影响。

（一）数据可见

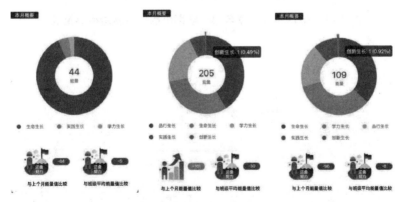

图 7-5　2020 年 10 月 –2020 年 12 月小熙总能量统计图

由图 7-5 可知，小熙同学在 2020 年 10 月到 2020 年 12 月这 3 个月期间创新生长值由最低的 0 增长到 1，他不仅在创新生长能量分值上实现了零的突破，并且他创新生长能量占全部总能量比重从 0% 在逐步上升到

0.92%。可见，在这段时间小熙的创新能力有了进步。

　　小学阶段，创新能力的在学业上的反映是学生的创新学习的能力。生长最主要体现在学习的成绩的进步，那么接下来我们看看小熙同学学习成绩的情况。

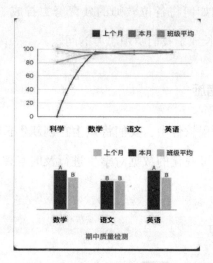

图 7-6　2019-2020 学年第一学期小熙期中质量检测情况

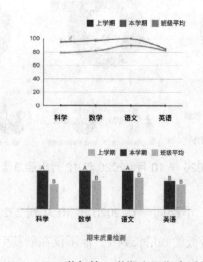

图 7-7　2020-2021 学年第一学期小熙期末质量检测情况

如图 7-6、7-7 所示，小熙各科成绩与班级平均水平相比有所进步，从与班级平均水平不相上下到高出班级平均水平约 15 分，他的成绩稳步上升。小熙的语文、数学、科学都从 2020-2021 学年第一学期的 B 等级进步拿到了 A 等级。相较其他学科，小熙在数学和语文这两个能较好体现学生的逻辑思维，表达能力，创意想法的学科成绩上有明显的进步。也从侧面印证了多元可视化评价具有的激励作用。

（二）措施有效

一是利用海城小学多元化可视化评价系统，激发学生成长动力。将对小熙同学的小红花积累转变成为一个个对应能量的分值，加入孩子的总能量积分，而总能量的多少会通过一棵树的茂密与否来体现。为了种好自己专属的树，让自己的小树更快生长发芽，激发孩子自我追求不断完善的动力。这一带有趣味的任务化的"游戏"慢慢引导孩子成为自己学习的主人。通过一段时间地对创新方面的数据的追踪与分析，发现在该评价体系下，小熙同学在慢慢不断改进，逐渐产生了正向且持续的作用。

这种类似"养成类"的趣味性的小游戏，能够陪伴孩子六年的发展时光，将自己的感情与这棵树融为一体，将自我的生长动力与自我完善，自我追求的理想信念绑定在一起，不断让自己生长，成为自己要主动生长的好学生。

二是教师变"打压式"教育方式为"鼓励式"教育渠道。在这个生长系统评价下，教师也要根据孩子的具体生长点展开鼓励教育。疫情期间，我及时批改该生的线上作业，并与其家长保持沟通，对小熙及时表扬树立学习信心。每次作业根据小熙作业中体现到或者课堂上表达到的独特的闪光点在其生长园中加上创新行为的能量值，分值通常在 1–2 分。

小熙同学也在其自身的不断努力下，成绩有所起色，自主意识，发散思维有所增强。对此，我也在全班面前表扬进步的同学，并且颁发了进步奖奖状以资鼓励。

三是培养学生的竞争意识，帮助该生树立理想目标。

通过生长教育可视化评价，小熙同学对于自己的学力生长、品行生长、生命生长、创新生长、实践生长这 5 个方面有了清晰的认识，对学业上取得的进步以及善于发现问题，提出一些独特的创新点子表现出浓厚的兴趣，以此来助力孩子的学习习惯的培养。同时，小熙的家长也认为此评价能够全面反映出孩子各方面的表现，更方便在手机上查看孩子的情况，及时纠正出现的问题。

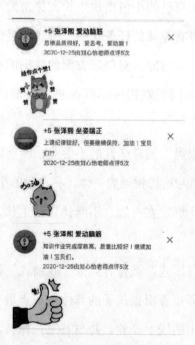

图 7-8　小熙数学学科能量加分记录图

三、改进与优化

学生的创新意识与创新行为一直都是学校培养人才目标之一。海城小学一直十分重视培养学生成为一个终生的问题解决者，因此海城小学开展了许多特色活动丰富和拓展学生的知识，情感，能力与思维。其中最有特色的当属：春生课程（人文与阅读）、夏长课程（科技与实践）、秋收课程（生活与健康）、冬藏课程（艺术与审美），促进学生学习实践，生活审美，解疑思创，家国情怀等四个方面的素养，在及具体的每个活动中不断促进学生的创新意识与创新能力。

除了学力生长中的学业成绩和创新想法之外，还有许多值得孩子去拓展与延伸的，我会进一步鼓励小熙同学多参与学校举办的各种有特色的活动中去，不断增长见识，锻炼表达能力，树立优秀榜样，成为更优秀的自己。

案例13：

创新生长可视化，阅读活动巧渗透
——创新文化视域下学生学力生长教育管理案例

海城小学围绕学习实践、生活审美、解疑思创、家国情怀四大生长素养支柱，聚焦生命生长、品行生长、学力生长、实践生长和创新生长五个维度的学生评价，打造具有生长特色的学校评价体系。同时，以"生长教育可视化评价系统的开发与应用研究"为主题开展了一系列试验与研究。在此，我聚焦评价系统的学力生长评价模块，跟踪与分析学生个体案例。

一、对象与归因

（一）研究对象

刘同学为二（2）班的班长，品学兼优，性格沉稳文静。刘同学从一年级起担任班长，积极参与班级活动，多次参与国旗下演讲、班级展演等活动；为校舞蹈队成员，2019年获中国童话节群舞会演银奖。本次案例选择了创新生长与生命生长两个维度进行观察实验。在创新生长模块，考虑到刘同学阅读数量较少，通过创新阅读活动，提升学生阅读水平；生命生长维度着重提升运动时间的生长。从这两个方面促进刘同学均衡生长。

1. 优点

在行为方面：管理班级自信大方，充满魄力，处理事情从容不迫，沉稳冷静。善于并易于结交朋友，有很强的活动能力和语言表达能力。在性格方面：思想活跃，可塑性强，对环境适应性较强。

2. 缺点

在行为方面：刘同学自我约束意识强，课堂行为和管理班级时表现良好，但在课堂发言、遇到新事物时容易害羞，需要引导后才能较为自信地应对。

在性格方面：腼腆内敛的性格，对新事物没有胆量和自信。

（二）问题分析

1. 背景分析

刘同学的父亲是钢琴老师，重视孩子的艺术素养，孩子学习舞蹈与钢琴。母亲在家全职辅导孩子，对孩子的关爱和呵护也很全面。由于父母性格都较为内敛，因此刘同学性格也很内敛。

2. 方法分析

一是让学生阅读有负担，破坏或削减了阅读兴趣。父母作为高知识分子，也知道阅读的重要性，但是在幼儿阶段并没有特别重视起来，后来在幼儿园阶段也会在老师的要求下进行每日打卡的阅读习惯的培养，但是发现兴趣并不算浓厚。据家长反馈：在入小学阶段，也时常要求孩子要有阅读笔记的摘抄和记录，但感觉越要求越适得其反。从家长这里了解到：并没有科学地培养孩子的阅读兴趣，反而在增加孩子的阅读负担之后，更加破坏和削减了阅读兴趣。每个孩子都有天生的好奇心，幼儿的绘本图书就是让孩子体验自由阅读的快乐。

二是阅读书目与学生喜好或年龄不匹配，让阅读望而生畏。家长也十分重视孩子的品德的培养，以及文学品味的提升。因此选购的书籍里以国学居多，除了古文诵读，还有小古文名人故事等。家长反馈：也经常给孩子读故事，但仅仅只是刚开始有兴趣。另外很重要的一条错误做法是：家长每次讲完一个故事，都要求孩子领悟一个道理。长此以往，也会让孩子觉得阅读没那么快乐。

三是缺少良好的阅读氛围带动，让阅读时效性差。进入小学后，在学校的引领下建设书香班级书香校园，但是老师的方式还仅仅流于形式，书角的书籍多以厚厚的国学经典为主，也是无人问津。且老师的方式方法欠缺，并没有以身示范的带领阅读，而是把阅读当口号去呼吁，当作业去布置完成。一开始的行为确实带动了一点效果，但久而久之，学生的兴趣热情早已荡然无存。

二、效果与措施

（一）每日阅读活动化，提升阅读兴趣

教师调查全班，了解总体阅读情况。

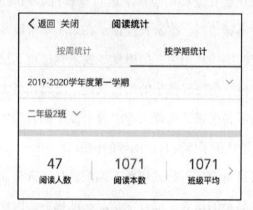

图 7-9　2019-2020 学年度第一学期二（2）班阅读统计图

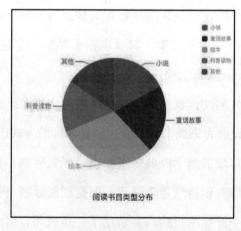

图 7-10　2019-2020 学年度第一学期二（2）班阅读书目类型

通过数据可以看出，本学期班级阅读人数达到 47 人，占班级总人数的 95.9%，阅读率高。阅读本书为 1071 本，人均 22 本，还有提升的空

间，应提高人均阅读量。从阅读书目类型分布饼状图中可看出，二年级学生阅读书目多为绘本，童话故事等，篇幅短，应转向文字书的阅读。

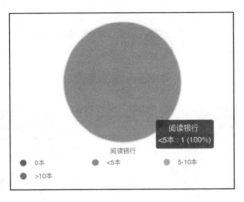

图 7-11　2019 年 11 月刘同学阅读银行数据统计图

从刘同学 2019 年 11 月阅读银行的报告中可看出，当月阅读本数小于 5 本。

（二）家校活动齐开展，提升阅读自主性

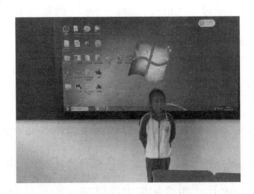

图 7-12　"书香飘海城，阅读助生长"阅读活动

了解了全班阅读情况后，我们开展了"书香飘海城，阅读助生长"阅读活动，在每周班会课上邀请学生上台分享上一周阅读书目中最喜欢

的一本，由同学们评选出"小小读书分享家"，并在下一周进行分享。以此激励学生阅读自主性，以活动促阅读，以阅读促生长。

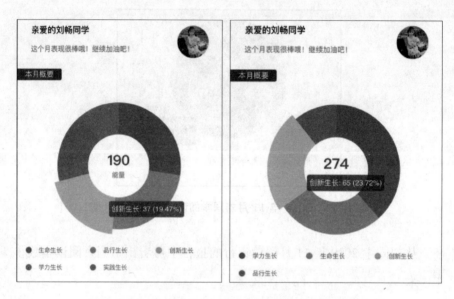

图 7-13　2019 年 11 月、12 月刘同学生长能量对比

刘同学 11 月总能量为 190，其中创新生长能量只有 37；12 月总能量为 274，创新生长能量提升到 65，占总能量的 23.72%。

三、效果与措施

海城小学的生长评价系统，客观呈现出每位学生的学力生长数值与生长情况。一方面，学生能直观感受自我生长历程，激发生长内驱力；另一方面，教师与家长能明晰学生生长脉络，促进其全面发展。从表格中可以看出，刘同学的创新生长数值逐步超过班级平均数值以上。

表 7-1　学生创新生长数值统计表

时间	个人创新生长数值	班级平均创新生长数值	生长情况
2019 年 10 月	526	531	−5
2019 年 11 月	202	194	+8
2019 年 12 月	144	57	+87
2020 年 1 月	126	39	+87
2020 年 2 月	105	100	+5
2020 年 3 月	41	26	+15

通过开展"书香飘海城，阅读助生长"阅读活动，班级形成浓郁的阅读氛围，既培养了小刘同学的阅读兴趣和阅读习惯，也提升了班集体的凝聚力。

四、改进与优化

观察、分析刘同学的生长点，可视化数据是非常重要的一环。在生长评价系统中，数据以图表的方式呈现在我们眼前。人脑对视觉信息的处理要比书面信息容易得多，图表能够总结复杂的数据，使教师能够简便、高效地掌握学生实际情况，提高工作效率。

通过可视化数据，学生能够直观地感知自身生长，家长能够记录孩子的生长，教师能够更好地促进学生生长。